创新再出发　医学贯全程

医学优秀案例荟萃

王　莉　谷成明　毛京梅　主编

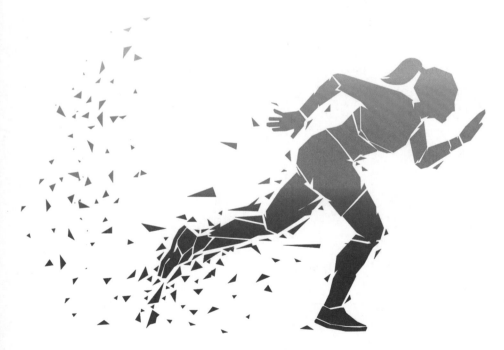

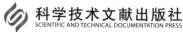

科学技术文献出版社
SCIENTIFIC AND TECHNICAL DOCUMENTATION PRESS

·北京·

图书在版编目（CIP）数据

创新再出发　医学贯全程：医学优秀案例荟萃 / 王莉，谷成明，毛京梅主编. —北京：科学技术文献出版社，2023.4

ISBN 978-7-5189-9025-2

Ⅰ.①创… Ⅱ.①王… ②谷… ③毛… Ⅲ.①药物学—案例—汇编 Ⅳ.①R9

中国版本图书馆 CIP 数据核字（2022）第 052800 号

创新再出发　医学贯全程：医学优秀案例荟萃

策划编辑：袁婴婴　责任编辑：帅莎莎　袁婴婴　责任校对：张吲哚　责任出版：张志平

出　版　者	科学技术文献出版社	
地　　　址	北京市复兴路15号　　邮编　100038	
编　务　部	（010）58882938，58882087（传真）	
发　行　部	（010）58882868，58882870（传真）	
邮　购　部	（010）58882873	
官　方　网　址	www.stdp.com.cn	
发　行　者	科学技术文献出版社发行　　全国各地新华书店经销	
印　刷　者	北京地大彩印有限公司	
版　　　次	2023年4月第1版　2023年4月第1次印刷	
开　　　本	710×1000　1/16	
字　　　数	221千	
印　　　张	17.5	
书　　　号	ISBN 978-7-5189-9025-2	
定　　　价	198.00元	

编委会

自序一

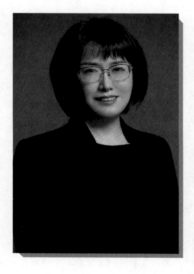

"医学事务优秀案例荟萃"系列图书连续出版 5 年之后，本书将以全新面貌面世，围绕"患者为中心，价值为导向"的主题，紧扣 2023 年中国医学发展促进专业委员会（CMAC）年会"创新再出发，医学贯全程"的会议宗旨，所收集的案例涵盖临床研究和医学事务，图书也因此更名为"医学优秀案例荟萃"。

审阅本书所收集的医学案例稿件，我有一种"渐入佳境"的感觉。从 2017 年第一本到现在，中国医药环境已经经历了前所未有的变化，医药企业也迎来了前所未有的机遇，医学人站在这场变革的前沿呈现了一份令人满意的答卷。"医学驱动、创新引领"曾是当年的愿景，到今天已然是众心归一的日常，今年诸多案例正体现了这一转变。作为身处这场变革中的一名医药人，能为中国医药环境变革和医药企业前行中的精彩故事提笔作序，我感到与有荣焉。

当然，中国医药环境、临床研究和医学事务的变革还远没有结束，或者说这场变革才刚刚开始。当中国本土的医药创新逐渐踏上国际化舞台，当新技术、新理念层出不穷，如大数据、人工智能、区块链、数字健康……让人应接不暇。本书读者可能会问："我们的医学新征程是去往何方？"本书编者试图通过案例内容的选择和编排回答这一问题——我们的

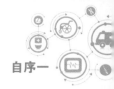

工作就是要以患者为中心，以价值为导向，以产品全生命周期管理的理念不断推动创新。而本书所选案例的编者也通过他们的精彩陈述，分享了如何把"患者为中心，价值为导向"这一个理念演进成我们的工作日常。

在《患者事务——以患者为中心的药物研发与患者参与》篇章中，我们可以看到如何在决策制定、业务计划和执行、评价体系中体现"患者为中心"的理念，以及如何通过可实践的项目在结果上达到既对患者有益又对业务有利的双重目标。在《医学沟通与教育——找对 KOL》和《医学模式创新——新价值与新定位》篇章中，我们可以读到如何以价值为导向，通过对新工具、新理念的探索为医学事务赋能。而在《临床研究与证据——注册研究与真实世界证据》《药物经济学与市场准入——DRG/DIP 狼来了》和《围上市期医学价值——医学赋能新产品成功上市》篇章中，众多的精彩案例全方位展示了医学事务同道如何以创新和探索的精神推进从临床研究开始到患者服务的全生命周期管理。

可想而知，把"患者为中心，价值为导向"从一个理念变成公司业务实践中的核心考虑要素，在现实中并不可能是一帆风顺的。我们的股东、投资人、公司管理层、不同职能部门对这一理念的接受度是参差不齐的，我们在实际的决策和执行中践行这一理念所面对的挑战也是层出不穷的。作为在医药企业专业知识深厚，且最了解疾病、客户和患者的一群人，我们将责无旁贷地站在推动这一理念的前沿，在我们的医药创新中把"患者为中心，价值为导向"推进到产品的整个生命周期。我也相信我们这群医学人，仍是这段新征程的"驱动者"。

礼来中国高级副总裁、药物研发及医学事务中心负责人：王莉

自序二

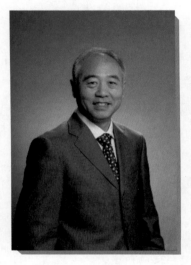

　　这个世界充满不确定性。疫情3年，我们终于可以撸起袖子加油干不再伸着脖子测核酸，人类不仅研发出了疫苗，还生产出抗病毒药物。然而，我们还有更多新的挑战，我们必须学会与不确定性共舞，甚至学会在这个多变的世界里深情地活着。越是不确定，越要能看清大势；越是动荡，越要有长期主义。

　　天下大势，浩浩荡荡，数字化转型已经是时代的主旋律。人们总是高估短期的影响，而低估长期的变化。新技术的应用真是日新月异，几年前我们提到大数据的时候都还莫名其妙，今天连云计算、5G、区块链和AI都已变成基础设施。刚火了一把的元宇宙，把我们裹挟着进入了虚拟世界，而今天的热词又变成了chatGPT，又带来了史无前例的冲击。我们该如何进化？我们医学人该何去何从？这又是时代赋予我们的更大命题。

　　数据生成一直是我们医学人必备的看家本领。"Data is the new oil（数据是最重要的生产要素）"，谁拥有了数据谁就是新时代的"地主"。先别说拥有数据，我们多少人单为收集数据，如临床研究的开展、患者的

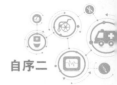

入组已经心力交瘁。这个世界就是这样，你必须先知先觉，当大家都知道数据重要的时候，想拥有数据已经不是大概率事件，这样注定我们绝大多数人不能成为"地主"，更现实的活法是努力搬砖，不能拥有石油就要学会炼油。比数据更值钱的是信息，比信息更值钱的是证据，如何从数据、信息、证据、知识中挖掘洞察？如何将洞察转化为决策？如何将机会转化为行动？把事干成，才是我们更实际的追求。干成了是智慧，干砸了是教训，失败是成功之母，不必纠结，这或许才是我们的进化之路。

时代是 VUCA［volatility（易变性），uncertainty（不确定性），complexity（复杂性），ambiguity（模糊性）］的，我们是 Agile（敏锐）的。一切模式都要重写，越是成功的过去，越是难于转型。我们必须敢于否定自己，学会与昨日说再见，提高数字化素养，培养数字化思维，从知识驱动向数据驱动进化，从现实向虚拟进化。向虚拟进化不是脱实向虚，而是数字孪生、数字伴生、数字原生和虚实结合。我们不仅要懂医学，还要懂跨界，只有杂交才能更好进化，医学人更懂这个道理。我们不仅要看清大势，还要总结大小规律，做出模型，找到模式才是生存之道。我们不仅要通过描述性分析（descriptive analysis）回顾过去，更要通过预测性分析（predictive analysis）展望未来，更重要的是通过规范性分析（prescriptive analysis）活在当下，就像我们做医生一样开出应对时代变化的处方。

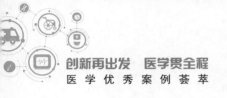

　　这是一个最坏的时代，这是一个最好的时代，医学事务系列案例集已经走到了第 6 个年头，医学人不忘初心，直面挑战，拥抱变化，砥砺前行，正是铺就了一条属于我们自己的进化之路。

赛诺菲大中华区医学部负责人：谷成明

目 录 Contents

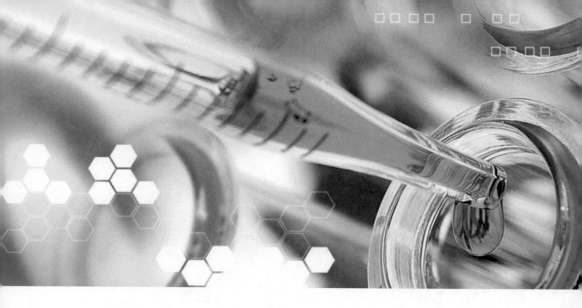

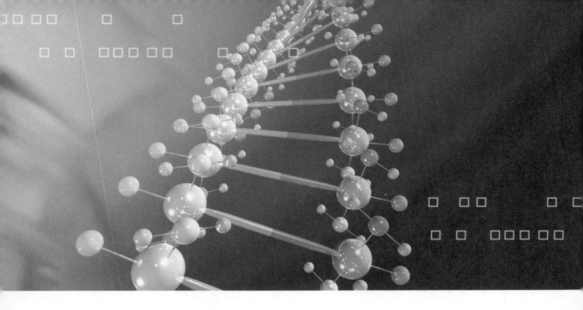

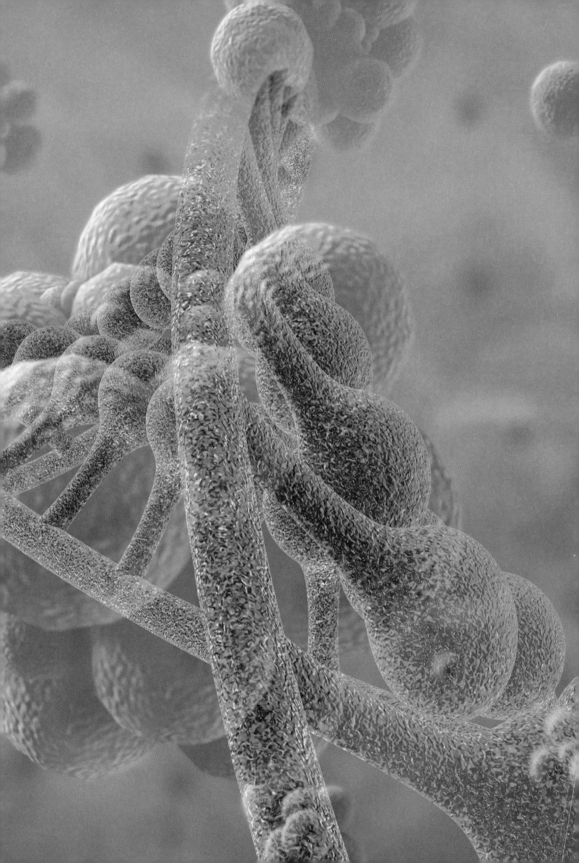

临床研究与证据
——注册研究与真实世界证据

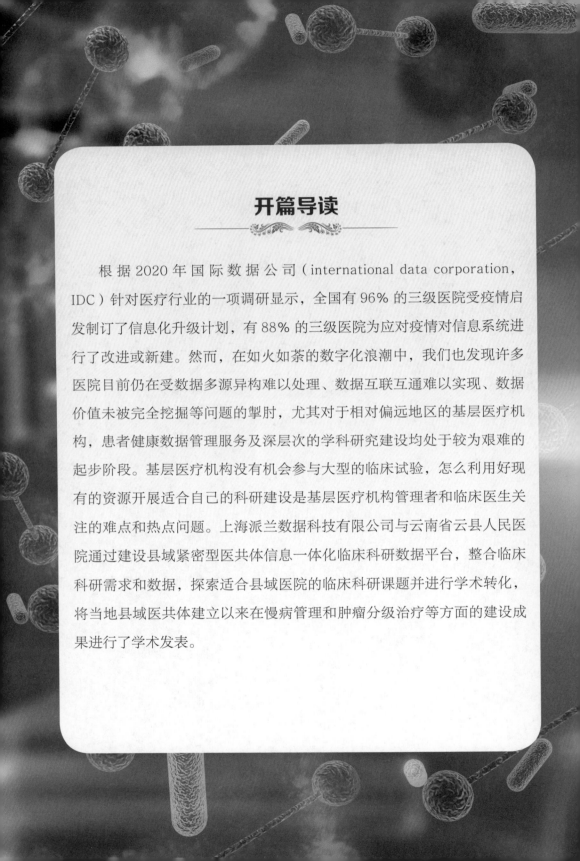

开篇导读

根据 2020 年国际数据公司（international data corporation，IDC）针对医疗行业的一项调研显示，全国有 96% 的三级医院受疫情启发制订了信息化升级计划，有 88% 的三级医院为应对疫情对信息系统进行了改进或新建。然而，在如火如荼的数字化浪潮中，我们也发现许多医院目前仍在受数据多源异构难以处理、数据互联互通难以实现、数据价值未被完全挖掘等问题的掣肘，尤其对于相对偏远地区的基层医疗机构，患者健康数据管理服务及深层次的学科研究建设均处于较为艰难的起步阶段。基层医疗机构没有机会参与大型的临床试验，怎么利用好现有的资源开展适合自己的科研建设是基层医疗机构管理者和临床医生关注的难点和热点问题。上海派兰数据科技有限公司与云南省云县人民医院通过建设县域紧密型医共体信息一体化临床科研数据平台，整合临床科研需求和数据，探索适合县域医院的临床科研课题并进行学术转化，将当地县域医共体建立以来在慢病管理和肿瘤分级治疗等方面的建设成果进行了学术发表。

01

县域医院临床科研数据库的构建与应用
——云县县域紧密型医共体信息一体化

林勇　罗航

　　云南省云县人民医院建于 1950 年 2 月，是一所功能健全、服务完善、管理规范、运行高效、技术雄厚、绿色低碳的集医教研、医共体管理、医防融合、大健康产业为一体的三级综合医院。该医院设行政职能科室 17 个，临床科室 33 个（其中有 8 个省级临床重点专科），医技科室 13 个，建有省级专家工作站 40 个，专科联盟 9 个。云县于 2013 年 1 月启动县级公立医院综合改革，2014 年 6 月开始实施紧密型县乡村医疗卫生服务一体化管理，是全国最早实施一体化管理改革的县域，2019 年 1 月云县在全省率先实施医保打包付费改革，在改革中坚持以人民健康为中心，打造了以"医共体＋医保总额打包＋医防融合→促健康服务与管理"为理论基础的"云县模式"，并在全国推广。目前，云县是全国 30 个国家级公立医院综合改革示范县之一、全国 567 个紧密型县域医共体建设试点县之一、全国平战结合慢病协同管理体系建设示范县、全国改善医疗服务示范县、全国 27 家智慧医院建设试点县之一、云南省医疗卫生服务标准化试点县，以及中国医院改革与发展"双一流"跨学科重大创新规划平台研究实验基地。云县于 2014 年 6 月启动县乡村医疗卫生服务一体化管理改革，明确转变政府办医体制，推进政事分开、管办分开，由云县人民

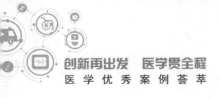

医院对全县各乡（镇）卫生院和村卫生室实行统一全面管理。云县医共体包括县人民医院、县中医医院、县疾病预防控制中心、县妇幼保健计划生育服务中心、全县 12 个乡（镇）卫生院、194 个村卫生室和全县 6 所民营医院。医共体之间建立公共卫生、医疗、信息、大型医疗设备等资源共享、结果互认、双向转诊机制。作为云县医共体的核心管理机构，随着紧密型医共体的建设，云县人民医院也面临着巨大的挑战：①大量临床数据等待开发、建设并用于临床研究。②县域基层医疗学科建设的迫切要求。③偏远地区慢病患者和肿瘤患者对健康管理的迫切要求。

自 2020 年 9 月—2021 年 2 月，通过与上海派兰数据科技有限公司合作，以云县人民医院为核心建设"一云双平台"，为云县人民医院数字化转型赋能，完成了云县县域紧密型医共体信息一体化临床科研数据平台的建设，同时开展临床科研和科室建设，增强医院整体的综合服务能力，强化对疑难重症的治疗与研究，使医疗技术和重点专科不断发展。同时，优质医疗资源和医疗技术下沉到乡（镇）卫生院和村卫生室，为偏远地区患者提供优质医疗服务和数字化健康管理服务。云南省云县人民医院副院长毛文华称："数字化患者健康管理平台和科研平台采用先进的大数据技术和求真务实的临床科研能力，帮助云县人民医院在高血压、糖尿病、脑卒中、冠心病、慢阻肺、恶性肿瘤等领域建立科研大数据平台，支持我们开展临床科研，切实提高学科建设水平。"

临床科研数据平台建设

新型大数据科研平台将医共体内的各医院和卫生院的临床数据进行整合，利用大数据技术解决医共体内数据的协同利用，提升医疗科研水平。依托大数据平台建立自有的医学知识库和大数据规则引擎，打造大数据辅助决策支持系统，实现对科研人员的智能支持；利用自然语言处理（natural language processing，NLP）技术将非结构化和半结构化的病历数据转化为更具应用价值的科研信息，提高科研工作的效率；以患者为中心构建学科病种库，协助医生完成烦琐复杂的数据分析与特征处理、AI模型训练，最终发表科研成果。数据来源涵盖了包括云县人民医院在内的紧密型医共体——15家公办卫生机构的所有电子医疗数据，覆盖了云县周边约39万患者的就诊信息。临床数据库包括门诊和住院的各类临床数据，涵盖患者基本信息、就诊信息、诊断信息、药品医嘱和处方信息、体征信息、手术和处置信息、化验信息、检查信息、费用信息和电子病历信息等，把这些数据有机地组合在一起方便对云县医共体中各卫生医疗机构开展临床研究。在临床科研数据库建设的基础上，我们基于目前已收集的历史电子医疗数据对中国西南地区县域慢病管理和肿瘤分级治疗进行了探索分析并借此发表相应的学术产出，项目共投稿1篇中文摘要[2021年中国肿瘤内科学术年会（CSCO 2021）]，被科学引文索引（science citation index，SCI）收录论文2篇[均被姑息疗法医学年鉴（IF：2.595）接收]。目前，我们的研究取得了国内首次系统性描述中国县域慢病管理和肿瘤分级治疗的建设成果，为探索中国县域常见慢性疾病管理及恶性肿瘤县域内分级诊疗政策的实施提供了真实世界的依据支撑，为中国基层地区常见慢病及恶性肿瘤的合理诊疗及学科研究提供了循证支持。

临床科研数据库研究成果一：糖尿病

糖尿病是当前严重威胁全人类健康中极为重要的慢性非传染性疾病之一，其诊疗依赖于合理的疾病、慢病管理。糖尿病肾病是糖尿病最主要的微血管并发症之一，尽早识别并预防糖尿病肾病对于减少糖尿病患者的医疗负担至关重要。相较于城市地区，县域或基层是慢病风险人群及慢病患者的高发区，普遍存在疾病知晓率低、疾病防治依从性差、患者服药率低、治愈率低等问题，因此在慢病管理上更需要引起重视。了解县域糖尿病及其并发症患者疾病现状有助于更好地进行县域糖尿病患者的慢病管

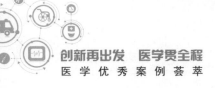

理，但目前仍鲜有来自县域基层糖尿病患者疾病现状的研究报道。本研究旨在评估县域糖尿病患者的疾病管理现状。在本研究中，我们借助云南省临沧市云县县域医共体中2型糖尿病患者在县域内所有公立卫生机构的就诊数据，对当地2型糖尿病患者的糖尿病并发症发生情况、血糖控制达标率、临床惰性发生率进行了评估，并比较了合并糖尿病肾病的糖尿病患者与无糖尿病肾病的糖尿病患者的临床特征、治疗模式及医疗资源消耗差异。结果表明，目前中国县域内糖尿病患者血糖管理现状不容乐观，仅39.8%的患者血糖达标，在血糖未达标患者中有87.62%的患者存在临床惰性。并且糖尿病视网膜病变（11.83%）、脑血管疾病（10.31%）及糖尿病肾脏疾病（9.29%）在糖尿病患者中存在较为普遍。其中，合并糖尿病肾病患者与无糖尿病肾病患者相比更容易合并高尿酸血症、高脂血症及高血压。新型降糖药物（钠－葡萄糖共转运蛋白2抑制剂及胰高血糖素样肽－1受体激动剂）在糖尿病肾病患者中的使用尚未普及。糖尿病肾病患者较无糖尿病肾病患者，医疗资源消耗及直接经济成本显著增加。因此，做好糖尿病并发疾病的早期预防和治疗，对于切实减轻县域内糖尿病慢病管理的负担意义深远。

临床科研数据库研究成果二：恶性肿瘤

恶性肿瘤已成为人类主要的疾病负担，无论是给家庭还是社会都带来了巨大的经济压力。2018年，世界卫生组织公布全球恶性肿瘤新发病例共1810万例，全球死亡病例共960万例。我国2015年新增恶性肿瘤病例430万例，居世界首位；因恶性肿瘤死亡人数超过280万，占全球恶性肿瘤死亡总人数的32%。2015年中国农村地区恶性肿瘤年龄标准化发病率已明显高于城市地区，农村地区恶性肿瘤年龄标准化致死率也高于城市地区。这种地区差异可能由多种因素造成，农村人口相较城市人口更高的吸烟率在其中很可能起着主导作用。在吸烟率最高的中国西南地区，恶性肿瘤年龄标准化发病率及致死率也明显高于中国其他地区，这也与中国医疗资源分布不均、癌症诊疗水平不一、多数农村及不发达地区患者确诊时已处于中晚期有关。随着中国人口老龄化的加剧，与癌症相关的不健康行为及生活方式的增加。关于恶性肿瘤的预防和治疗工作，特别是在县域及农村地区，需要政府卫生资源的倾斜，并亟待进一步完善和突破。本研究通过从云南省云县人民医院健康医疗科研数据库中提取云县恶性肿瘤患者的数据集对恶性肿瘤患者的人群特征进行分析。结果表明，从 2018—2019 年，在充分实施"医共体 + 医保总额打包 + 医防融合→促健康服务与管理"模式之后，云县当地就诊的恶性肿瘤患者（住院 + 门诊）数量从 3240 人次 / 年增加至 4419 人次 / 年，而医保对相关费用覆盖率从 71.7% 增加至 73%。在整体医疗费用大幅增加的基础上，充分减轻了患者经济负担。这证实了对于县域恶性肿瘤人群，应大力提倡在本地建设乡（镇）卫生院和县中心医院分级诊疗和上下转诊的医共体模式；同时提高恶性肿瘤规范化诊治水平，开展医保综合打包支付，充分减轻县域患者的治疗负担。

总结

通过建设云县县域紧密型医共体信息一体化临床科研数据库实现历史医疗资源的再利用，并借助大数据的思维和方法进行研究，完成过去传统思维、方法、技术无法完成的任务，解决过去无法解决的问题，通过对历史数据加以利用，形成从量变到质变的过程。实现现有各种医疗数据库的数据共享与交换，可让大数据处理更加便捷、快速、贴近用户，有效实现数据更高效的流通及使用价值的最大化，为患者、医务人员、科研人员及管理人员提供服务和协助。在临床科研数据库建设的基础上，为中国县域慢病管理和肿瘤分级治疗方面做出了贡献。

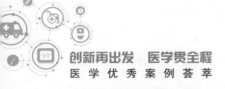
案例解读与展望

作为分级诊疗的重要抓手，县域医疗共同体势必成为国内外制药企业持续增长的制高点。随着信息化建设的发展，县级医院也积淀了大量的真实世界临床诊疗数据。建设县级医院临床科研数据库，整合医院历史医疗数据资源，因地制宜地解决了县域医院学术带头人的科研痛点，同时可与药企及县域市场发展战略相结合，实现提高学术带头人学术影响和企业产品推广的双赢局面。

经典启示

（1）如何解决县域学术带头人的科研需求是企业进行县域产品推广中面临的问题。

（2）因地制宜，寻找适合县域真实世界数据的研究方向。

（3）企业可以在研究方向上向县域学术带头人引导、推广自身产品。

（4）建立县域临床科研数据库，有效实现数据更高效的流通及使用价值的最大化。

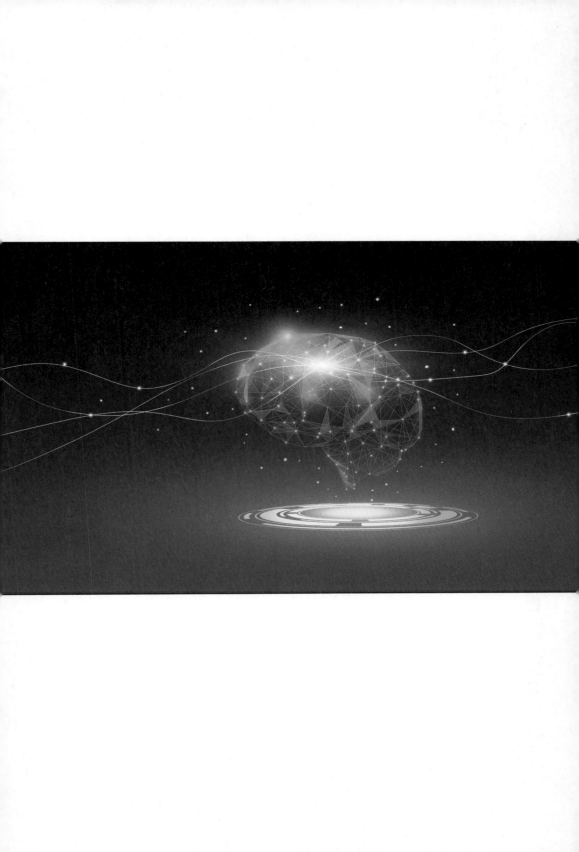

开篇导读

　　医学事务部在临床研究生成和临床指南推动中扮演着不可或缺的角色。随着医学事务的变革和高速发展，医学事务部从医学支持进入了医学驱动时代。作为连接"研发"与"商业"的枢纽性组织，其重要性日益凸显。在未来，医学事务、研发和商业运营将并驾齐驱，成为药械企业业务发展的三大支柱。从医学环境的评估到产品的医学策略制订，再到临床治疗和医学教育推行，如何理解医学事务定位、价值，如何组织相关医学活动的实施，如何制订符合公司现状的医学策略变得非常重要。

02

医学驱动，病毒性肝炎筛查价值传递
——病毒性肝炎健康管理专家共识项目

贾昊迪　沈红瑾　濮存莹

感染者都去哪了？

病毒性肝炎是一种肝脏炎症，会导致严重的肝病和肝细胞癌。乙型肝炎和丙型肝炎则是主要"杀手"。世界卫生组织数据显示，全球有约2.57亿乙型肝炎病毒感染者和7110万慢性丙型肝炎病毒感染者，其中包括中国在内的6个国家的病例数量占所有感染病例的50%以上。世界卫生组织全球肝炎战略的目标是到2030年实现"消除病毒性肝炎作为公共健康重大威胁"。然而现实却是近90%的乙型肝炎感染者并不知道自己感染了乙型肝炎病毒，而丙肝感染者更是每年只有约2%的病例被记录在册，患者对自己的感染不自知不仅影响自身健康，更使他们成为人群中隐匿的传染源。

近些年，通过国家层面的努力，乙型肝炎基础药物的价格与治疗费用较之前大幅下降，这得益于直接抗病毒药物的问世与应用，泛基因型方案的简化治疗，使丙型肝炎的治愈率高达95%。药价的不可及性不再是病毒性肝炎患者规范化抗病毒治疗的阻碍，消灭病毒性肝炎的速度取决于感染者被诊断的时间，缩短这一时间需要有规划地开展大规模筛查。

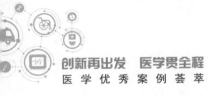

探索未被满足的医学需求

肝病和感染领域的专家学者也逐渐意识到病毒性肝炎筛查的重要性，并将筛查工作上升到了指南的高度。在2019年，中华医学会肝病学分会和中华医学会感染病学分会联合发布了慢性乙型肝炎和丙型肝炎诊疗指南，分别提到在健康体格检查时对更广泛人群进行相应的乙型肝炎和丙型肝炎标志物筛查，以筛查出更多的患者。

筛查事件的当事人与实施者——健康管理专业的医务工作者，对于这件事是怎么认知的呢？在2014年由中华医学会健康管理学分会和中华健康管理学杂志编委会共同发表的《健康体检基本项目专家共识》中专门提到了肝炎的筛查，但共识中基本体检项目不包含"乙肝五项"，仅包含基础的肝功能生化检查。这一推荐主要是依据国家之前的政策，是为了保护病毒性肝炎患者以避免受到歧视。从指南、共识等书面内容来看，在临床学科与健康管理学科间存在比较深的认知差异。然而2014年的共识发表至今亦有数年的时间，健康管理专家的认知是否有变化还不得而知。

广泛收集意见领袖的医学洞见

作为敏感地捕捉医学洞见的医学事务人，我们迅速发现了双方的认知差异，由此决定与健康管理的意见领袖们进行面对面拜访和沟通，并共同商讨未来可采取的行动和措施。在沟通过程中，我们医学事务人积极介绍病毒性肝炎筛查现状，传递现有的数据信息、指南推荐。虽然在这个过程中遇到了不同的声音和质疑，但这会促使我们更有力、更有针对性地传播医学证据和医学价值。随后，我们锲而不舍地促进健康管理与临床科室人员进行沟通和交流，开展医学教育，包括组织健康管理与肝病、感染领域专家的圆桌会议等，逐步改变健康管理意见领袖的认识与认知。在经过反复的磨合后，原来持反对意见的专家也认识到了："虽然国家之前不强制筛查病毒性肝炎，但并不代表这项检查不重要，也不代表我们提倡不去做这项检测，对于广大人群来说，还是要有筛查意识"的观点。

健康管理的专家也指出，大家一起努力要做的第一件事情是先让广大的健康管理工作者知道现在可以在健康体检中检查肝炎了，并为其提供规范的筛查与检测流程，才能有后续的落地步骤。

三方聚力，共谋新篇

在罗氏诊断医学科学事务部的协调和促进下，健康管理学、肝病学及检验医学的专家们达成共识，就围绕病毒性肝炎健康管理的筛查出具了一份专业的、规范化的解决方案，为健康管理医务工作者提供了专业的筛查指导。自此，由 3 个领域共 32 人组成的专家共识组集结成功，并成功举办了开题讨论会、共识定稿会，由中华医学会健康管理学分会等 3 家分会共同制定的《病毒性肝炎健康管理专家共识（2021 版）》于 2021 年 8 月刊发于《中华健康管理学杂志》。

共识发表之后，医学事务人的脚步还未停止。我们和医学信息团队对共识内容进行文字和视频版的解读，并陆续在国内知名的健康管理与肝病平台同步推出。此外，除了医学专业媒体，我们也在探索有关医学教育的大众媒体渠道进行宣传，希望让更多人增强检测意识，但积极检测还是要靠大家主动完成。

成熟产品的医学事务发展

共识中对病毒性肝炎筛查在健康管理中的实施提出了新的要求与规范，其中在实验室检测部分，分别对血清学免疫检测、核酸检测和生化检测的项目进行了推荐。这些检测所涉及的标志物，已经是临床上常用且很成熟的产品，如大家耳熟能详的"乙肝两对半"。此类检测产品的同质化程度很高，国内外很多厂家都有类似的产品。

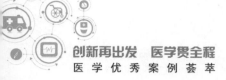

面对日趋激烈的价格战，如何在成熟产品中挖掘更丰富、更深层次的医学价值，也是医学事务人的重要工作。早在 2017 年，我们就洞察到未被满足的临床需求，随后积极部署并开展了成熟产品的证据生成工作，加入和主导了若干个全球多中心及中国多中心的传染病学研究。在此版共识的检测部分，为了区别于主要竞争产品的优势点，引用了数篇近年来罗氏诊断发表的相关传染病数据，为共识内容的先进性与科学性提供了重要依据，并利用证据赋能成熟产品的生命周期管理。

案例解读与展望

医学事务人凭借自己在疾病领域的专业性，在医学知识的整合和科学信息的传播中扮演着越来越积极主动的角色。通过对临床需求的洞察和分析，结合自身产品优势制订医学策略，驱动数据产出并为临床问题提供解决方案。此次共识项目得以顺利推进，除了得益于共识本身的医学价值外，更是得益于专家对罗氏诊断医学科学事务部的认可和信任——相信我们可以站在客观、专业的立场上，尽我们所能为临床科学研究提供医学支持，以填补未被满足的医学需求，做到先患者之需而行，并最终通过改善诊断及治疗结局进而造福广大患者。

➡ 经典启示

（1）临床需求洞察是医学事务人的首要特质。应当聚焦于客户，寻找客户未被满足的需求，提供差异化的医学价值并建立长期牢固的合作关系。

（2）医学事务伴随着产品生命周期的全过程，应始终对临床需求的变化保持敏锐度，进而调整医学策略和相应的行动计划。

（3）从临床教育需求和对医学教育项目的演绎，以全新的视角开启生命周期管理下医学教育的新篇章。

参考文献

[1] SMITH S，HARMANCI H，HUTIN Y，et al. Global progress on the elimination of viral hepatitis as a major public health threat: An analysis of WHO member state responses 2017. JHEP Rep，2019，1（2）:81–89.

[2] World Health Organization. Global hepatitis report 2017. Geneva: World Health Organization，2017.

[3] HENRIKSEN O，CHRISTENSEN P B，LAZARUS J V，et al. Implementing the WHO global health sector strategy on viral hepatitis in denmark–modeling the effects of community–based care on the elimination of HCV by 2030. Journal of Hepatology，2017，66（1）:413–414.

[4] LIU J，LIANG W，JING W，et al. Countdown to 2030: eliminating hepatitis B disease，China. Bull World Health Organ，2019，97（3）:230–238.

[5] CACOUB P，COMMARMOND C，SADOUN D，et al. Hepatitis C virus infection and rheumatic diseases: the impact of direct–acting antiviral agents. Rheum Dis Clin North Am，2017，43(1): 123–132.

[6] 中华医学会健康管理学分会，中华健康管理学杂志编委会 . 健康体检基本项目专家共识 . 中华健康管理学杂志，2014，8（2）:81–90.

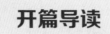

开篇导读

早期诊断是临床中侵袭性真菌病（invasive fungal disease，IFD）面临的最大挑战，医学部真菌团队先后发起 CHIF-NET、DD-CHInA 及 Refine 等医学项目，帮助中国临床医生早期识别并诊断侵袭性念珠菌及侵袭性曲霉感染的患者。

（1）侵袭性念珠菌病：为了帮助临床医生提升对于念珠菌的认知，2009 年医学部真菌团队与微生物学专家合作建立了中国医院侵袭性真菌病监测网（China hospital invasive fungal surveillance NET，CHIF-NET），最初纳入全国 12 家医院以提供念珠菌的常规药敏及监测数据。2019 年 CHIF-NET 10 周年之际，该监测网已纳入全国 96 家医院的念珠菌药敏及监测数据，并且在 2020 年与全国真菌病监测网对接，进一步规范送检标本质量。此外，为了帮助临床医生提高对于侵袭性念珠菌病（invasive candidiasis，IC）的早期诊断，医学部真菌团队识别到这一未被满足的临床需求，2017 年发起 Refine 医学项目，基于循证证据，探索并建立 IC 预测模型，以便早期识别 IC 感染的患者。

（2）侵袭性曲霉病：如何提高对侵袭性曲霉病（invasive aspergillosis，IA）的早期诊断？医学部真菌团队识别到临床未被满足的需求，于 2015 年发起 DD-CHInA 医学项目，帮助临床医生早期识别疑

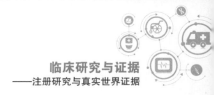

似 IA 的患者，并基于循证证据建立了血液科及非血液科 IA 早期诊断的路径。

　　早期诊断之后就是早期治疗。IA 的治疗疗程相对较长，国内外指南尚未明确具体的治疗疗程（国内指南推荐其至少 6 周），因此 IA 的早期疗效评估非常重要。基于循证证据，DD-CHInA 帮助临床医生建立 IA 早期诊断及治疗路径。

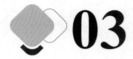

03

侵袭性霉菌感染数据平台的建立
——DD-CHInA 项目

黄金菊　刘洋　苏明　潘思思　曹峻洋

一、提升侵袭性曲霉病的早期诊断

侵袭性曲霉病的早期诊断困难，2014 年文献报道，IA 的漏诊率很高，诊断率仅有 27%。基于临床显著未被满足的需求，2015 年医学部真菌团队启动 DD-CHInA 项目，帮助临床医生尽早识别疑似 IA 的患者。2015 年至今，医学部真菌团队基于中国真实世界的证据，建立了基于非特征性计算机断层扫描术（computer tomo-graphy，CT）、特征性 CT 及 CT & GM［半乳甘露聚糖（galactomannan，GM）试验检测］，主要用于侵袭性曲霉病的早期诊断。曲霉菌特有的细胞壁多糖成分是 β（1-5）呋喃半乳糖残基，菌丝生长时，半乳甘露聚糖从薄弱的菌丝顶端释放，其是最早释放的抗原。GM 释放量与菌量成正比，可以反映感染的程度］的 IA 多样化早期诊断路径，帮助提升 IA 的早期诊断率。2020 年来自中国单中心真实世界的数据显示，血液恶性肿瘤粒细胞缺乏伴发热的患者，IFD 的诊断分层中，未确定及拟诊 IFD 约占 90%，其中 90% 疑似 IFD 感染的患者出现了 CT 影像学表现。侵袭性毛霉病的早期诊断在 DD-CHInA 项目的基础上，仍然是基于真实世界数据建立多样化的诊断路径。

二、传递产品的核心价值

早期诊断之后就是早期治疗，医学部真菌团队基于真实世界的证据，识别并传递产品的核心价值。

我们先了解一下 IA 的治疗现状：单中心处方数据显示，68% 的伏立康唑处方存在不合理使用的问题，而在伏立康唑针剂及片剂的使用中，剂型选择不合理的问题高达 86%。这些数据提示了传递产品核心价值的重要性。那么如何才能体现产品的核心价值呢？从科学性的角度，医学部真菌团队主要是从两个方面进行相关数据的传递。

（1）国内真实世界证据的传递：2015 年至今，该团队基于 DD-CHInA 1.0、DD-CHInA 2.0 项目成果及真实世界证据持续传递产品的核心价值，相关文章发表在 *Blood* 增刊等权威杂志，相关专家也在美国血液学会、欧洲血液与骨髓移植学会等大会上发出真菌领域的声音。同时，这些项目的循证证据为 2017 年《血液病 / 恶性肿瘤患者侵袭性真菌病的诊断标准与治疗原则》的修订提供证据支持。2020 年医学部真菌团队在熟知治疗领域及产品的基础上继续识别出临床中未被满足的需求，基于 DD-CHInA 3.0 的证据，帮助临床医生梳理出合适产品的患者类型。

（2）总部数据的充分再利用：我们与总部医学团队进行合作，对总部注册临床研究的数据进行再次分析，寻找对这些领域感兴趣的顶级专家进行合作并传递相应的数据。相关摘要及全文分别发表于 *Blood* 增刊及 *BioMed Central* 等杂志。

新产品在国内上市前应如何提前准备好产品核心价值的相关证据？2021 年医学部进行新产品上市前的医学准备，医学部真菌团队在产品适应证获批之前，通过与总部医学部团队合作，对总部注册临床研究的数据进行再利用，寻找相关领域感兴趣且有造诣的专家进行合作，对相关数据进行再分析，进行相应证据的传递，如基于中国人群药代动力学 / 药效学

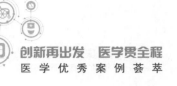

数据的分析，对不同人群亚组分析及产品的临床价值分析等。合作专家的文章发表在 *Mycoses* 等期刊上，文章摘要分别被 2020 年欧洲临床微生物及传染病学会大会及 2021 年美国血液学会年会接收并做口头报告。

三、侵袭性霉菌病的早期疗效评估

侵袭性曲霉病的治疗疗程相对较长（指南推荐至少 6 周），因此进行早期治疗评估非常重要。医学部真菌团队识别到这一临床未被满足的需求，基于真实世界的证据，帮助临床医生梳理出合适产品的患者类型，进一步传递产品的核心价值。

既往文献报道的数据显示，侵袭性真菌病的治疗药物中，80% 存在不合理使用的情况。国外一项来自于医生的调研数据显示，63% 的临床医生并不清楚侵袭性曲霉病的确切治疗疗程，而国内目前缺乏相关的数据。这些数字进一步提示了早期治疗评估的重要性。那么，侵袭性曲霉病如何进行早期治疗评估呢？其实最主要的是进行早期疗效评价。医学部真菌团队识别到这一临床未被满足的需求，通过数据传递的形式来实现 IA 的早期疗效评估。

（1）医学部真菌团队基于真实世界的证据，分别对血液科及非血液科（如呼吸科）IA 患者进行早期疗效评估（IA 的诊断是基于宿主因素、临床标准及微生物学标准进行分层诊断的）。传递了目前血液科粒细胞缺乏伴发热患者 IA 的诊断及治疗分层现状：确诊及临床诊断 IA 相对较少，多数为拟诊及未确定 IA。并通过已发表真实世界证据，找到了拟诊及未确定 IA 患者早期疗效评估的关键因素。未来会基于现有的证据，继续探寻建立血液科早期疗效评价的模型。通过对文献的汇总，我们发现非血液科如呼吸科 IA 患者与血液科 IA 患者在诊断及治疗分层中差异较大：在诊断分层层面，呼吸科以临床诊断及确诊 IA 为主；在治疗分层层面，其以目标治疗为主。医学部真菌团队通过 DD-CHInA 医学项目的探索，基于真实世界中呼吸科确诊及临床诊断 IA 的数据，探索建立呼吸科 IA 的早期疗效评价模型。未来真菌团队会基于已建立的 IA 早期疗效评价模型，帮助临床医生识别出产品早期临床应答好的患者类型。对于产品早期临床应答不佳的患者，探寻是否是新产品的合适患者类型或者其他治疗方案是否能够获益。同时，基于现有的证据，帮助临床医生梳理出整个治疗领域中，相关不同产品分别会出现较好早期临床应答的患者类型，建立治疗相关的路径。

（2）医学部真菌团队继续与总部医学团队进行合作，实现总部注册临床研究数据的再分析、再利用，找到对这一领域有造诣并且感兴趣的专家进行合作，尝试建立侵袭性曲霉病 6 周生存相关的预测因子。

医学部真菌团队在熟知产品的基础上，根据自身产品的药代动力学特点——需要对治疗药物进行血药浓度监测（therapeutic drug monitoring，TDM），以及指南推荐的合适 TDM 范围，通过文献汇总和医学教育的方式，持续传递产品 TDM 的合适范围，并将其传达给临床医生。同时基于文献的汇总和复习，也探寻出另外一种更加快速识别出 IA 早期疗效不佳的方法——TDM。通过 TDM 的方法，可以进行治疗领域不同产品的区分，帮助临床医生梳理出产品早期临床应答较好的患者类型。

案例解读与展望

医学部真菌团队识别到临床未被满足的需求，建立侵袭性霉菌感染数据平台，主要聚焦在以下两个方面。

（1）早期诊断：对于侵袭性曲霉病，应在真实世界的证据的基础上建立基于非特征性 CT、特征性 CT 及 CT & GM 的 IA 早期诊断的路径；对于侵袭性毛霉病，仍然是基于真实世界的证据建立侵袭性毛霉病早期诊断的路径。

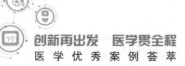
（2）早期治疗：通过国内真实世界的证据及总部注册临床研究数据的再利用，一方面持续传递产品的核心价值，帮助临床医生梳理出合适产品的患者类型，即在新产品获批前的医学准备过程中，通过总部数据的再利用，提前准备好产品核心价值的相关证据；另一方面是实现早期治疗的评估，其中最主要的是早期疗效的评价。通过真实世界证据的传递，建立早期疗效评价体系，并探索建立早期疗效评估模型，帮助临床医生区分出合适产品的患者类型，同时找到新产品未来可能获益的患者类型。

➡ 经典启示

医学部真菌团队，基于循证证据，建立了侵袭性霉菌感染的数据平台。在这个过程中收获良多，主要有以下3个方面。首先是诊断，早期诊断可以帮助识别出疑似侵袭性霉菌感染的患者。其次是治疗，进行早期治疗的评估并探索建立早期疗效评价体系的预测模型和路径。最后是治疗领域，在新的医疗形势下，医学事务人，尤其是产品的医学顾问，需要从某个产品的认知，拓展到整个治疗领域的认知，实现治疗领域产品线的管理和医学策略的制订。

参考文献

[1] 中国医师协会血液科医师分会，中国侵袭性真菌感染工作组.血液病/恶性肿瘤患者侵袭性真菌病的诊断标准与治疗原则（第六次修订版）.中华内科杂志，2020，59（10）：754-763.

[2]ZHANG R，WANG S，LU H，et al.Misdiagnosis of invasive pulmonary aspergillosis: a clinical analysis of 26 immunocompetent patients.International Journal of Clinical and Experimental Medicine，2014，7（12）：5075-5082.

[3]FENG S，JIANG E，MI Y，et al. Clinical diagnostic and therapeutic stratification of invasive fungal disease in adult patients with hematology malignancies：a real-world observational study.（2021-03-17）[2021-03-22]. EBMT Abstract link :https://ebmt2021,abstractserver,com/program/#/details/presentations/1255. https://news.medlive.cn/hema/info-progress/show-177151_112.html.

[4] 王萍，李秀杰，尹桃，等.某三甲医院住院患者抗深部真菌感染药使用合理性分析.中国

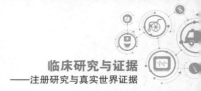
药师，2014，17（2）：290-292.

[5] 刘杨 , 冯婉玉 . 北京大学人民医院血液科含伏立康唑的门诊处方分析 . 中国当代医药，2017，24（6）：86-88,91.

[6] 方会慧，许杜娟 , 孙旭群，等 . 伏立康唑预防 / 治疗侵袭性真菌病的临床应用分析 . 安徽医药，2018，22（1）：163-167.

[7]VALERIO M，VENA A，BOUZA E，et al.How much European prescribing physicians know about invasive fungal infections management. BMC Infectious Diseases，2015，15：80.

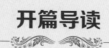

开篇导读

　　真实世界证据（real world evidence，RWE）在全球范围内越来越受到学术界、工业界和药监部门的重视，已在多个国家和地区被用于药械上市后监管、指南共识和医保政策制定。在新医药格局下，产品的生命周期较以往有较大压缩，医学事务人在整个新药生命周期管理中的工作不断前移。对于医学事务人而言，使用真实世界数据（real world data，RWD）生成高质量循证医学证据，在满足临床治疗需求的同时，拓展新药的成长空间显得愈发重要。

04

新医药格局下真实世界证据
助力医学事务的挑战与机遇

汤佳旎

近年来，我国糖尿病患病率持续升高，并发症发病率也居高不下。在糖尿病这样相对成熟的慢性疾病领域同样面临着生命周期缩短的问题。因此，对医学部有关上市前及上市后全链管理的需求愈发强烈。对于医学事务同仁而言，在新医药格局下，如何在 RWD 中生成高质量的循证医学证据显得格外重要。

真实世界证据中的多学科探讨

以患者为中心制定精准化疾病解决方案的需求在糖尿病这样的慢性疾病领域同样重要。在我国的糖尿病患者中，超过 50% 的患者至少合并一种糖尿病并发症，其中近 40% 为心脑血管并发症，相当一部分患者还合并其他系统并发症。随着证据的增多及研究的不断深入，对于 2 型糖尿病患者而言，糖尿病管理已经不再是单纯地降低血糖，而是预防并延缓并发症的发生和发展成为重点。在选择降糖药物时是临床面临的主要难题。在RCT 中，虽然也会预先设置多个亚组，但是限于样本量、随访时间等因素，在进行亚组分析时，常常无法得出具有足够说服力的稳健结果，无法消除临床实际工作中各亚组人群或特殊人群的用药顾虑。新药上市后，药

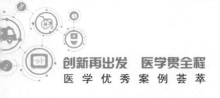

物使用数据及相关结局的信息不断积累。基于已有的医疗管理数据库，凭借现有的处理大数据的方法，可在短时间内获得暴露、结局及相关变量的海量数据，对研究成本及资源的需求较少，使得 RWE 成为评价上市后药物的方法。

GLP-1 受体激动剂（receptor agonist，RA）因其在基础研究、动物实验及早期多项临床研究中提示的多系统作用，受到内分泌科、心血管内科、消化内科及肾内科在内的多学科关注。我们以已上市的 GLP-1 RA 药物 D 药为例。GLP-1 REWIN 是一项回顾性研究，使用包含了 6 个糖尿病出院患者病历的电子病例记录数据库，总共纳入了 83 116 名 2 型糖尿病患者，广泛覆盖了疾病严重程度、疾病持续时间、背景治疗和并发症均不同的 2 型糖尿病患者。在这项真实世界研究（real world study，RWS）中，运用更充足的患者例数进行了亚组分析，验证了 D 药在女性、极高龄、慢性肾脏疾病和非肥胖患者中的疗效及安全性，进一步支持了之前 RCT 中亚组分析的结果。在现今的医疗环境下，RWE 可以不断拓展新药的成长空间，完善循证证据链，构建及加速成熟产品的理念革新，而更新后的观念和新的治疗人群，也是体现药物独特性及决定药物是否能脱颖而出的关键。

在大数据中探索——能 RCT 所不能

新药生命周期的压缩，也缩短了治疗新理念的导入期和成长期，即必须在产品围上市期和上市后尽快在市场中与其他药物区别，展现自己的优势。2 型糖尿病是一种慢性进展性疾病，临床常可以发现某些降糖药物的效果并不如 RCT 中所预期的结果，所以用药依从性和持久性对于 2 型糖尿病患者的血糖管理至关重要。随着医疗保健记录数字化系统及数据库挖掘等技术的迅猛发展，从大数据中了解注射降糖治疗中仍未被满足的临床需求成为可能，这有利于因需制宜，促进疾病管理。D 药是周制剂，且其注射装置实现了视觉上的"无针头化"，理论上可以提高患者用药的依从性和持久性。但是，在 RCT 研究的过程中，严格地按照计划随访及医学教育最大限度地提高了受试者的治疗依从性和持久性，无法反映药物在真实世界中的治疗依从性和持久性。

为了真实反映 D 药和其他药物在真实应用场景下的治疗依从性和持久性，我们使用 IBM MarketScan 数据库中的数据，通过 1∶1 倾向性评分，随访 6 个月配对了 26 284 对患者，随访 12 个月配对了 13 837 对患者。该 RWS 结果显示，在长达 12 个月随访后，接受 D 药治疗的 2 型糖尿病患者的依从性显著增高；同时，持续使用 D 药治疗的患者比例也显著更高。在以患者为中心的 2 型糖尿病治疗方案选择中，RWS 以其独特的优势，如人群覆盖面广、研究对象代表性强、成本较低、耗时较少、可操作性强、应用途径多样化等，在真实人群中检验了药物的特殊属性，帮助其在众多降糖药物中脱颖而出。该项 RWS 利用了现有的数据库，成功解答了 RCT 无法回答的而在临床上又急需解答的问题，填补了数据和证据缺口，促进了疾病管理。

从 RCT 到真实世界"患者"——作为引路人的 RWE

相比于创新药物上市的突破性创新，慢性疾病领域的新药全周期管理更接近于连续性创新。随着在 GLP–1 RA 中开展的多项心血管结局研究（cardiovascular outcomes trials，CVOT），人们对 GLP–1 RA 的心血管（cardiovascular，CV）安全性有了进一步认知，并且在 2 型糖尿病患者中，多种 GLP–1 RA 已经提示可以减少主要不良心血管事件（major adverse cardiovascular event，MACE）的发生，证明了其在 CV 中可以获益。但是由于其在 RCT 研究时纳入的绝大多数人群为合并 CV 的患者，因此，这些药物在美国 FDA 获批的适应证均为合并冠心病的 2 型糖尿病患者，而 D 药的 CVOT 由于纳入的标准更广泛，既纳入了合并冠心病的 2 型糖尿病人群，又纳入了相当比例的未诊断冠心病但是合并有多项 CV 危险因

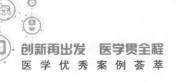

素的患者，因此，其研究结果被认为可以推广到 2 型糖尿病患者的心血管疾病一级预防和二级预防中，而在适应证方面，其在美国 FDA 获得了合并冠心病或 CV 高危人群的心血管适应证。

之后的 RWS——中国 2 型糖尿病患者心血管疾病危险因素［血压、血脂、血糖的全国性评估研究（简称"3B 研究"）］进一步评估了 D 药在 CVOT 中纳入的患者外推性（外推性指"能否将一种环境或群体中的结果应用于或外推至另外一种环境或群体"，是在解释和推广研究结果时必须要考虑的问题）。该研究是迄今为止最具代表性的中国 2 型糖尿病人群的研究，覆盖了我国 104 家医院，共纳入 25 000 余例 2 型糖尿病患者，更贴近临床实践，反映了真实世界 2 型糖尿病人群的情况。在目前各大 GLP-1 RA 的 CVOT 纳入的国内患者有限的情况下，开展外推性研究可以帮助我们了解已有的国际 CVOT 结果在多大程度上可以应用于中国 2 型糖尿病患者人群。本次研究结果提示我国 70% 以上的 2 型糖尿病患者合并有高血压、血脂异常等 CV 高危因素，属于一级预防人群。而从 D 药 CVOT 纳入人群的基线数据来看，人群的性别比例、糖尿病病程、HbA_{1c} 水平、低密度脂蛋白胆固醇水平、冠心病病史等指标和变量均与 3B 研究人群接近，也以一级预防人群为主。因此，D 药 CVOT 的结果在我国 2 型糖尿病患者人群中更具普适性，对临床实践的指导意义更大。在这样的 RCT 与外推性研究的结合比较中，RWS 证实了 RCT 外推到我国 2 型糖尿病患者人群更具普适性，同时 3B 研究的人群分布，也为未来的 RCT 研究设计提供了指导。应用 RWE 可以明确潜在的研究人群目标，预先识别符合纳入和排除标准的患者，辅助研究人群招募。该案例也提示现今医学事务人关于 RWS 的计划及执行应不断提前，贯穿于产品全生命周期中，为未来新药的上市前 RCT 奠定良好基础。

总结

糖尿病管理任重道远，来自临床的实际需求及基础研究的不断突破驱使着糖尿病领域新产品的研发和上市。在新医药格局下，新医保政策将会推动产业升级，医药市场将更注重高质量循证证据的生成和使用，对广大医学事务同仁来说，这是挑战，更是机遇。在这个需要多部门、多学科共同协调合作的复杂过程中，医学部是核心团队的重要成员，必须与其他部门紧密合作，共同制订策略，并确保其在全流程平稳落地、迅速下沉和有效输出。*NEJM* 杂志在 2016 年有关临床研究的综述文章中提到临床研究应该"通过最少的受试者获得最大的信息量"，无论是 RCT 还是 RWS，无论是观察性 RWS 还是实验性 RWS，其核心目的都应是在尽量确保患者安全性的情况下，将可获得的循证医学证据最大化。在整个过程中，医学事务人应当以患者个体化治疗为主，在实践中不断优化，聚焦于"真实世界人群"，开展科学性强、切实解决临床需求的高质量临床研究。

案例解读与展望

真实世界研究是一个多学科交叉、跨部门合作，多方共同策划和实施的严谨的科学体系。置身于海量数据中，医学事务人既是"大脑"——了解全球人群和中国患者的流行病学数据、诊疗规范、临床上未满足的需求和相关治疗领域的证据缺口，在研究开展前和实施过程中指明方向；又是"桥梁"——连接将医疗健康信息数据化、证据化的各执行部门。最终，作为重要的战略发展部分，应用 RWE 帮助产品创立独特定位，为临床问题提供有效解决方案，助力疾病理念革新，在新药的全生命周期的每一个环节，以患者为中心，生成高质量循证医学证据。

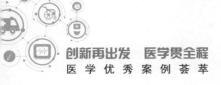

➜ 经典启示

（1）在新医药格局中，机遇与挑战并存，应用大数据分析技术，真实世界证据可以不断拓展新药的成长空间，构建更完善的循证医学证据，加速及贯彻成熟产品理念的更新。

（2）药物上市后的真实世界证据是药物研发过程中的重要部分，医学事务同仁应该变被动为主动，及早规划，挖掘临床洞见，在提供循证医学证据的同时为以后的临床研究打下基础。

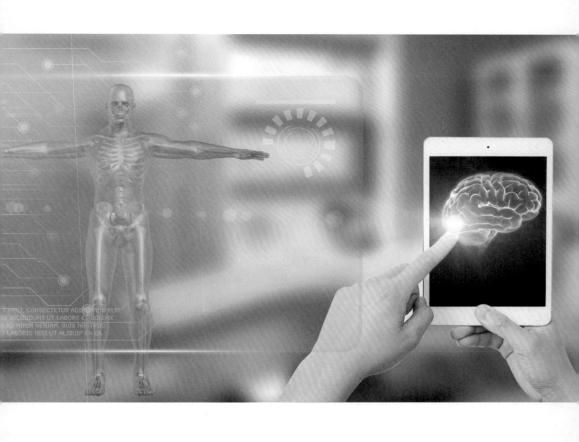

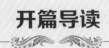

开篇导读

近年来，以随机、双盲、对照为特征的大规模临床试验依然是检验创新治疗方法安全有效性的主要方式，但传统的临床试验的经济性和合理性正在受到越来越多的诟病。在这样的大背景下，真实世界研究（real world study，RWS）逐渐被重视。RWS 是在真实世界环境下收集与患者有关的 RWD，通过分析，获得医疗产品的使用价值及潜在获益或风险的真实世界证据（real-world evidence，RWE）。2016 年，美国国会已通过《21 世纪治愈法案》（21st Century Cures Act），法案明确 FDA 可在合适情况下使用真实世界数据（real world data，RWD），作为疫苗、医疗器械及药品上市后研究及新适应证开发的审批证据。2018 年，中国首个 RWS 指南《中国真实世界研究指南（2018 版）》发布。

05

在进行真实世界数据库研究之前
开展可行性评估的重要性

冯阳　曲思洋

与治疗现有疾病的药物相比，接种疫苗的人口规模更大。例如，全世界约有 7200 万人接种了人乳头瘤病毒（human papilloma virus，HPV）疫苗；在美国每年约有 40% 的人接种季节性流感疫苗。随着各类疫苗接种剂次的增加，其监测到罕见不良事件的概率也增加了。当疫苗上市时，获得上市许可前的临床研究，通常无法提供罕见〔年发病率（1 ~ 10）/10 万人〕不良事件的风险估计。所以，在疫苗上市后进行流行病学研究是提供安全性证据的最佳选择。

可行性评估对于确保研究问题得到充分解决，并及时生成预期有力证据以支持医学决策至关重要，其在与监管机构讨论并确定如何及时获得预期最佳证据中，具有建设性的第一步。在早期确认统计功效和样本大小、结局和临床病例定义，或调整偏差和混淆，以及充足的研究设计、实现研究目标时，可行性评估可以避免多个研究协议审查轮、未来潜在的修正及研究周期缩短，方便根据实际情况来沟通和规划研究计划。研究者必须选择最佳的研究设计和数据来源（如涉及初级数据收集的实地研究与使用大型医疗保健数据库的研究）。由于某些区域 / 亚群体疫苗接种率低、药物使用率低、怀孕和有基础疾病（如自身免疫缺陷）的特殊人群、管理和（或）

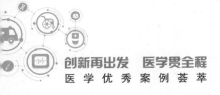
经济资源问题等限制因素，无法直接开展 RWE 前瞻性实地研究，使用电子病历的 RWE 回顾性研究便成了一种更节省时间和成本的替代方法。但是，这类研究的回顾性性质可能在暴露和结局的确定等方面存在局限性。无论数据来源如何，研究设计都应考虑：充足的样本量、偏倚的最小化、暴露信息的准确性，以及结局评估的特异性。这些方面受到了来自科学界、监管机构、疫苗推荐机构和广大公众对研究质量不断提高的期望。

目前，越来越多的药物和疫苗处于新药申请（new drug application，NDA）和上市阶段，对 RWE 的需求越来越大，中国尤其如此。对大部分研究者来说，选择合适的 RWD 是非常大的挑战，因此提前进行可行性评估是进行有效 RWD 分析的关键。本文旨在介绍 2 项中国的案例研究，以说明可行性评估对生成稳健 RWE 的重要作用。

案例 1：一项关于 HPV 疫苗上市后安全性和有效性重点监测研究的可行性评估（结局：免疫介导疾病、妊娠结局和其他严重疾病）

本研究采用前期的数据库设计，在制订可行性评估计划时预先定义自身免疫性疾病、妊娠结局和其他严重疾病的清单（样本量已达到监管当局的要求）。可行性评估的内容包括数据库的基本信息及结构、数据库中可用队列（包括各队列可用样本量、按年龄分层的基本人口学信息、注射该疫苗的情况、疾病监测及死亡监测信息等）、数据库关键变量（包括数据库变量列表和主要变量填充率）和研究终点（包括研究期间常见 pIMD 发病人数及发病率信息、常见妊娠结局信息、新生儿缺陷信息、其他严重疾病及特殊人群接种信息等）。我们发现该研究有一定的局限性，如无法获得接种者在接种 HPV 疫苗前的感染状态、无法获得居住在其他地区女性的疫苗接种信息，该数据库未涵盖部分变量（如身高、体重、吸烟习惯和饮酒等），以及在连接不同数据源时可能会导致样本的丢失。本次可行性

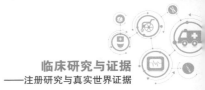

评估为后续的 RWS 提供了指导。

案例 2：一种用于治疗急性缺血性脑卒中的上市后药物适应证扩展研究的可行性评估（结局：NIHSS 评分、GCS 评分、mRS 评分和 BI 指数）

我们对选取某地真实世界的数据库开展了可行性分析研究，对数据库的架构进行了解析，并设置了实验组与对照组，通过 EMR、慢性疾病监测和死亡监测获取关键变量数据。

结论

作为一项技术评价，可行性评估可以被视为真实世界数据库研究之前的必要步骤。它可以帮助研究人员评估数据库中的数据是否适合使用，以及如何选择最适合的现实世界数据库。可行性评估报告可以为后续的 RWS 提供指导，促进与监管机构的有效沟通，提高研究方案的质量，支持解决监管承诺的研究目的和方法，并增强公众对如何评价许可药物、疫苗和医疗器械安全性的信心。

案例解读与展望

本文在此提供了两例研究可行性评估的详细细节，包括已知的既往信息（研究前）和为了可行性评估专门生成的新证据，并根据 3 个主要要素对数据进行分组，即人群、暴露和结局。我们提出了一种实用的可行性评估方法，以支持真实世界数据库研究设计中的科学推理和决策。每项可行性评估包括两个主要部分，一个是科学可行性，涉及与暴露、结果和目标人群相关的方面；另一个是操作可行性，重点在于医疗管理、制造商的后勤约束和潜在合作的需要。此外，我们通过一系列具体

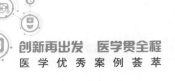

问题以帮助确定后续 RWS 的优势和局限性，并填补预期研究设计中关键变量的数据空白。

➡ 经典启示

可行性评估可提高最终研究方案的质量，加速监管局和伦理委员会的批准过程。在理想的情况下，可行性评估报告应供公开咨询，并被视为研究报告的特别组成部分 [如作为研究方案、报告注册和（或）出版的补充材料]。在非结论性评估的情况下，提供合理和适当的答案，如缓解计划或承认风险管理计划中缺失的信息等，这些答案通常会被监管机构认可。

目前，在中国现实环境中，生成 RWD 仍然具有一定的挑战性，特别是在评估罕见的不良事件时，因为评估疫苗、药物暴露与罕见不良结果之间的关系往往需要大样本量和准确的数据来源，然而现阶段在中国高质量数据库的建设仍有待完善。

参考文献

[1]Food and Drug Administration Amendments Act（FDAAA）of 2004. [2022–02–25].https://www.fda.gov/regulatory–information/selected–amendments–fdc–act/food–and–drug–administration–amendments–act–fdaaa–2007.

[2]Food and Drug Administration.Guidance for industry.process validation：general principles and practices.[2022–02–25].http://www.fda.gov/downloads/Drugs…/Guidances/UCM070336.pdf.

[3]Aprova os Guias de Farmacovigilância para a execução da RDC n° 4，de 10.02.2009. INSTRUÇÃO NORMATIVA N° 14，DE 27 DE OUTUBRO DE 2009. [2022–02–25].http://portal.anvisa.gov.br/wps/wcm/connect/13e6a0804ad31c9aa21cafa337abae9d/Instrucao_Normativa_n_14_de_27_de_outubro_de_2009.pdf?MOD=AJPERES.

[4]UK Data Driving Real–World Evidence.Clinical practice research datalink.[2022–02–25].https://www.cprd.com/home/.

[5]European Medicines Agency. EMA to further clarify safety profile of human papillomavirus（HPV）vaccines.（2015–07–13）[2022–02–25].http://www.ema.europa.eu/docs/en_GB/document_library/

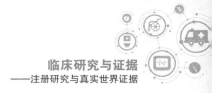
Referrals_document/HPV_vaccines_20/Procedure_started/WC500189476.pdf.

[6]Centers for Disease Control and Prevention.Fluvaxview interactive.[2022−02−25]. http://www.cdc.gov/flu/fluvaxview/interactive.htm.

[7]EVANS S J.Pharmacoepidemiology.Br J Clin Pharmacol，2012，73（6）：973−978.

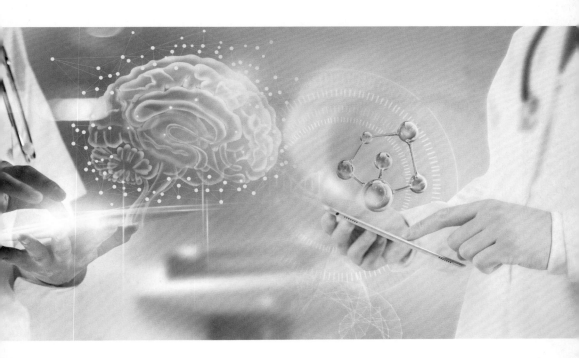

开篇导读

2020 年以来，新型冠状病毒疫情对各行各业造成了许多困扰，其中药物临床开发和相关的供应链等是受到影响最严重的行业之一。由于潜在病毒感染的可能性限制了试验参与者包括医生、受试者和其他工作人员的数量，世界各地的临床试验遭遇了各种中断、延迟和取消。虽然美国食品和药物管理局、中国国家药品监督管理局等监管机构发布了在疫情期间开展临床试验的指南，但合同研究组织（contract research organization，CRO）和制药公司仍然面临着许多障碍，包括监管部门优先考虑疫情治疗相关的临床试验、一些临床研究中心关闭、因交通中断而导致受试者无法进入研究中心，以及信息资源不足使得与受试者沟通也成了困难。为了克服困难，经过逐步摸索与实践，很多制药公司开始采取全部或部分去中心化临床试验（decentralized clinical trials，DCT）的方法来应对疫情期间出现的各种问题，并取得可喜的成果。可以预见的是，即使在疫情大流行结束后的很长一段时间，越来越多的制药公司会继续采用 DCT 的方法实施临床试验，DCT 甚至会成为临床试验开展的大趋势。

06

新型冠状病毒疫情期间药物临床试验开展的经验与启示
——应用去中心化临床试验方法应对疫情影响的实践分享

于森　解传成

与其他制药公司一样，突如其来的新型冠状病毒肺炎疫情为我们正在进行的受试者招募、随访、研究药物的供应、监查员对研究中心的监查等常规工作带来了极大的挑战，具体困难如下。

（1）受试者招募困境：疫情导致患者不愿意或不方便到医院就诊，从而导致试验进度缓慢。

（2）受试者随访受限：疫情导致无论是本地还是外地受试者都无法回到研究中心进行随访，因此，相关的体格检查和实验室检查无法进行。

（3）研究药物供应困境：受试者不能到研究中心进行随访，导致研究药物无法被发放至受试者手中。

（4）监查员不能或无法及时去研究中心监查：各地对外地人员的管控措施很严格，同时研究中心对临床监查员的拜访也有人数、次数的限制，导致监查员经常错过监查计划，最终影响试验质量。

为了解决以上问题，我们临床运营团队经过多次研究与讨论，决定在疫情期间执行新的操作方案，即通过部分去中心化临床试验的方法来解决当前的挑战。方法如下。

（1）针对受试者招募困难：由于受试者多为腹透或血透患者，研究

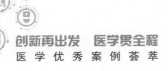
医生手里有患者库，鼓励研究者及时跟踪患者透析情况，提前预约其来研究中心进行筛选和访视。

（2）针对受试者随访困境：允许受试者就近去当地医院进行体格检查和实验室检查，同时收集当地实验室正常值范围，要求研究者对受试者进行电话及视频随访，以便进行安全性及有效性的记录及评估。

（3）研究药物供应困境：紧急修改药物供应手册，联系能够直接发送研究药物到受试者手中的合格物流供应商，确保不能到研究中心的受试者及时获得研究药物。

（4）对于监查员相关问题：由于监查员不能及时到研究中心进行监查工作，我们迅速修改监查计划，使用远程监查的方式进行研究中心的监查工作。

虽然有疫情的影响，但以上措施的采用使得我们的研究依旧能够顺利进行，并最终按计划如期完成了患者招募及随访。

在疫情期间采取的以上去中心化临床试验的措施与传统的临床试验开展方式虽然有些差别，但去中心化临床试验并不是一个新概念，对于许多制药公司而言，去中心化临床试验已迅速成为一项战略重点。特别在疫情期间，去中心化临床试验提供了一种以受试者为中心的方法，解决了传统设计中经常无法满足的各种受试者的需求问题。去中心化临床试验与传统临床试验的对比如表 6-1 所示。

表 6-1　去中心化临床试验与传统临床试验对比

对比项目	去中心化临床试验	传统临床试验
知情同意	患者完成知情同意流程，充分了解试验后，确认并通过使用远程技术获得电子知情同意书	患者完成知情同意流程，充分了解试验后，在研究中心签署知情书

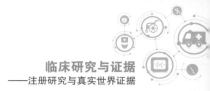

续表

对比项目	去中心化临床试验	传统临床试验
试验招募	医生推荐并有针对性地在互联网上搜索（如患者互助团体）。尤其对于罕见疾病患者群体，可以减少患者的时间和费用的负担	电视、广播、院内广告、医生推荐、新闻、传单、邮件、社交媒体（微信）。对于罕见疾病患者群体，时间和费用是受试者的负担
试验监查	使用远程技术可及时调阅文档进行监查活动，并与研究人员及时远程会面	临床试验监查员须定期实地访问研究人员及进行监查工作，以监督临床试验的开展情况
试验药物管理	根据相关法律的规定，研究药物直接运送给患者，运输条件务必得到保证；患者可以管理自己可服用的口服固体制剂，复杂的研究药物剂型由当地医疗专业人员管理（如静脉、鞘内注射药）	所有研究药物均由研究中心授权的研究人员管理
受试者评估	受试者不必去研究中心，使用可穿戴设备或植入设备可连续和远程收集数据。必须由研究人员执行的程序（如抽血）。在当地医疗中心进行的更专业的程序（如组织活检、MRI）	所有评估均须在研究中心进行。包括体格检查、血管穿刺进行生物标志物和试验终点的评估、影像学和放射学检查，以及组织的采集和分析（如组织活检）

　　与传统临床试验（图6-1）相比，去中心化临床试验的主要优势在于它们采用以受试者为中心的方法（图6-2）。去中心化临床试验可以通过招募更靠近他们居住或工作地点的受试者来扩大传统临床站点的覆盖范围；可以由于减少参与试验的障碍而提高试验招募率；可以增加受试者的多样性，收集额外的数据，并在真实世界中进行。

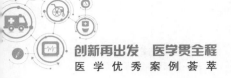
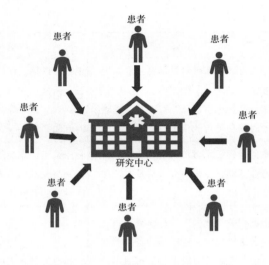

图 6-1　传统临床试验示意

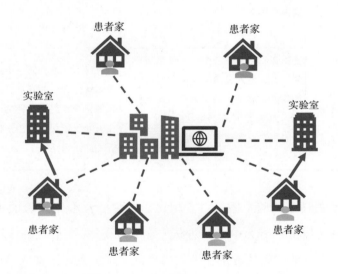

图 6-2　去中心化临床试验示意

　　去中心化临床试验为患者提供了更便捷的参与体验，减少了亲自就诊的耗时成本和负担，并让患者更广泛地接触临床试验，尤其是在农村或偏远社区等医疗资源欠发达的地区。同患者一样，申办者也会从开展去中心化临床试验中受益。

除了传统的临床试验，去中心化临床试验开展的方式还包括全部去中心化临床试验和混合去中心化临床试验 2 种。

（1）在全部去中心化临床试验中，研究受试者可以在家中或其他方便的地点参与整个临床试验。这意味着将使用电子知情同意程序，将研究产品直接运送到受试者的家中，通过数字健康技术直接从受试者那里获取数据，并且可以在就近实验室或通过当地医院收集样本。

（2）混合去中心化临床试验包括传统临床试验和去中心化试验的元素，是目前正在实施的最常见的去中心化临床试验类型。这既为受试者提供了灵活性，同时也保证了受试者的安全性和数据完整性，如某些研究设计可能要求受试者在医院环境中接受研究产品或特定程序，这些试验仍然需要受试者到研究中心进行一些研究评估。

当前全球临床试验开展了 3 种方式，60% 的传统临床试验、24% 的混合型临床试验（传统 + 部分去中心化临床试验）和 16% 的去中心化临床试验（图 6-3）。根据一项调查结果显示，预计到 2024 年，全球将会有 28% 采取混合型和 22% 采取全部去中心化的方式来开展临床试验。

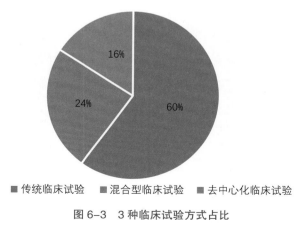

■ 传统临床试验　■ 混合型临床试验　■ 去中心化临床试验

图 6-3　3 种临床试验方式占比

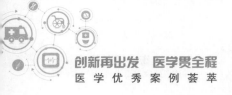
当前及未来去中心化临床试验的迅速发展及广泛使用不是一蹴而就的，它的发生、发展取决于以下几个因素。

（1）监管法规的支持：由于新型冠状病毒肺炎疫情的影响，包括美国 FDA、EMA 在内的各国监管机构明确了他们对去中心化临床试验模式的指导，如跨地区远程医疗、直接面向受试者的研究产品运输等。中国地方政府也开始了去中心化临床试验的试点落地项目，这些都表明今后对去中心化临床试验监管环境将更加顺畅。

（2）技术层面的创新：即数字健康领域在资本投资的推动下，正在使试验去中心化越来越容易实现。很多高新技术公司正在通过制造更多的点对点技术及设备来实现去中心化临床试验，如可穿戴设备、电子临床结果评估和电子化患者报告结局、电子知情同意等的广泛使用。

（3）制药 /CRO 公司投入增加：部分制药公司 /CRO 正在创建专业的去中心化临床试验团队，并在内部操作流程和技术上进行了大量投资，以实现大规模地开展去中心化临床试验。

（4）患者体验：随着患者越来越多地使用数字医疗技术，如远程医疗和数字药房，提高了患者对其临床试验的体验，以及对临床试验的舒适度及依从性。

去中心化临床试验就像绝大多数的创新一样，增加了临床试验过程中的复杂程度。它需要参与临床试验的相关方投入大量时间和资源，同时申办者必须学习如何有效和灵活地开展去中心化临床试验，并在各自的学习过程中不断完善。从法规监管的角度来看，去中心化临床试验处于起始阶段，各国并没有统一的标准，这意味着申办者最初需要在小范围内开展，以进行初步探索。

案例解读与展望

　　我公司采取的去中心化临床试验绝非个案，越来越多的中国制药企业采取了去中心化的方式开展临床试验，但与全球其他发达国家采取去中心化临床试验情况相比，我国还存在着法规环境、技术设备、人力资源等方面的限制。此外，随着跨国制药企业的临床试验进入中国和当前中国创新药行业的蓬勃发展，中国药企申办的临床试验逐渐融入发达国家，通过借鉴和不断地学习，再结合我国本土的实际情况，中国企业开展去中心临床试验的能力和水平必定会有极大的提升。

经典启示

　　随着监管法规的不断健全、技术设备的不断创新、申办方资本投入的持续加大、患者素质的提高，去中心化临床试验必将成为在未来临床试验开展中不可或缺的新方式。

参考文献

[1]FDA guidance on conduct of clinical trials of medical products during the COVID-19 public health emergency.[2021-12-20]. https://www.fda.gov/regulatory-information/search-fda-guidance-documents/fda-guidance-conduct-clinical-trials-medical-products-during-covid-19-public-health-emergency.

[2]The Danish Medicines Agency's guidance on the implementation of decentralised elements in clinical trials with medicinal products.[2021-12-21].https://laegemiddelstyrelsen.dk/en/search/~/media/5A96356760ED408CBFA9F85784543B53.ashx.

[3]Nick Davies and Adam Berman. How biopharmas and CROs can create value in decentralized global trials.（2021-11-02）[2021-12-22].https://www.clinicalleader.com/doc/how-biopharmas-and-cros-can-create-value-in-decentralized-global-trials-0001.

[4]Fan GAO. Why decentralized clinical trials are the way of the future.（2021-04-05）[2021-

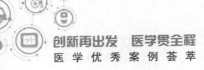

12-23] .https://www.appliedclinicaltrialsonline.com/view/why-decentralized-clinical-trials-are-the-way-of-the-future.

[5]去中心化临床试验（DCT）试点项目顺利落地 . (2021-07-06）[2021-12-20]. http://www.bjchp.gov.cn/cpqzf/xxgk2671/ztzl/lqzb/cp5417259/index.html.

[6]Michael Cooper. Decentralized clinical trials: does your strategy include these facets. (2021-09-30）[2021-12-22] . https://www.clinicalleader.com/doc/decentralized-clinical-trials-does-your-strategy-include-these-facets-0001.

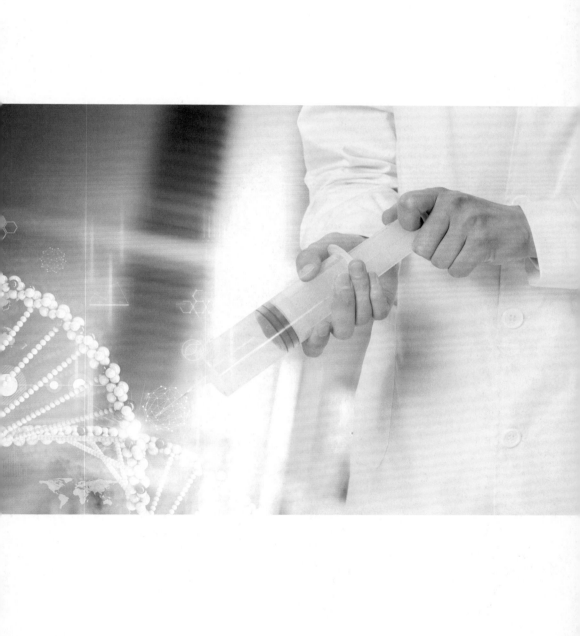

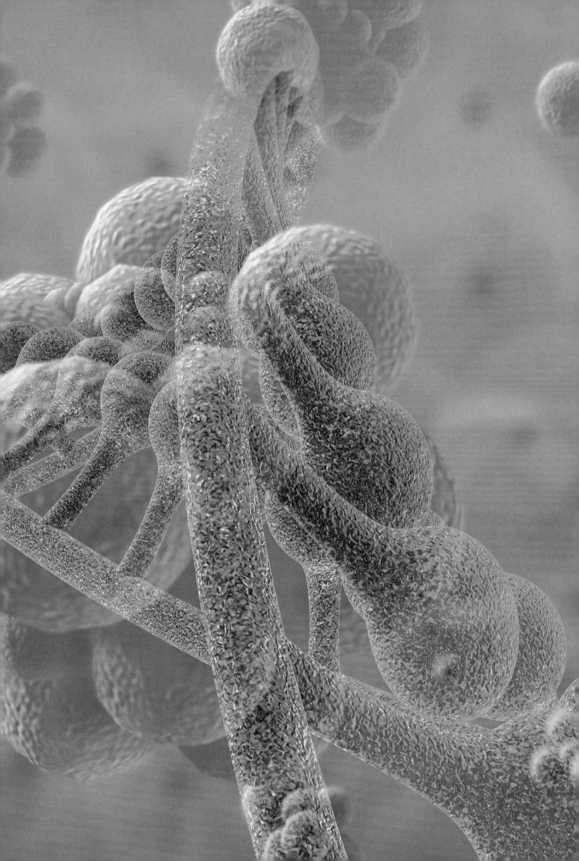

患者事务
——以患者为中心的药物研发与患者参与

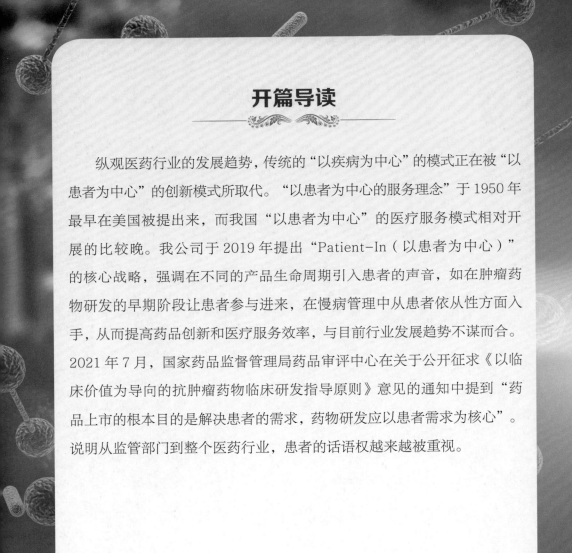

开篇导读

纵观医药行业的发展趋势，传统的"以疾病为中心"的模式正在被"以患者为中心"的创新模式所取代。"以患者为中心的服务理念"于 1950 年最早在美国被提出来，而我国"以患者为中心"的医疗服务模式相对开展的比较晚。我公司于 2019 年提出"Patient-In（以患者为中心）"的核心战略，强调在不同的产品生命周期引入患者的声音，如在肿瘤药物研发的早期阶段让患者参与进来，在慢病管理中从患者依从性方面入手，从而提高药品创新和医疗服务效率，与目前行业发展趋势不谋而合。2021 年 7 月，国家药品监督管理局药品审评中心在关于公开征求《以临床价值为导向的抗肿瘤药物临床研发指导原则》意见的通知中提到"药品上市的根本目的是解决患者的需求，药物研发应以患者需求为核心"。说明从监管部门到整个医药行业，患者的话语权越来越被重视。

07

从"治病"到"治人",要秉承"以患者为中心"的理念

王斌辉　冯蕾　朱莉　李琛琛　张瑞敏

知易行难,从理论到实践的飞跃

"以患者为中心"的现代医学模式认为,人不仅仅是一个生物体,更重要的是一个具有心理、社会、文化和精神特征的综合整体。"以患者为中心"并不只是一句简单的口号,更重要的是要让患者真真实实地感受到这个理念带给他们暖心的体验。为了更好地践行"以患者为中心"的策略,2019 年公司医学部举办了第一届患者周,邀请首席患者官到公司总部,让其在公司内部、医院社区及医疗行业大会上与大家分享公司在患者层面独特的战略思考,使其更明确我们公司在全球及中国项目开展的方向和要求。此次患者周的举办受到了公司内外部广泛好评,并真正践行了"以患者为中心"为中心的理念。

公司陆续开展了很多从患者角度出发的工作,真正做到了从理论到实践,知行合一,且包括 2020 年组织中国的首个患者与专家的咨询顾问会,认真聆听患者的需求;在临床研究过程中设计患者参与反馈的机制;与网红医生,即 DOL(digital opinion leader)合作,制作通俗易懂的慢病科普视频,帮助患者提高对疾病的自我认知和管理,做自己疾病的主

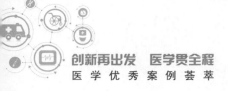

人，提高生活质量。在患者心中及行业内，公司"以患者为中心"的策略深入人心，2021 年一项行业调研显示，公司"以患者为中心"的策略在患者、患者家属及行业中的知晓度大幅提升。

乘胜追击，吾将上下而求索

为了更好地与患者、患者组织和专家保持密切的合作和交流，2021 年 12 月 13 日至 17 日，公司举办了第二届患者周，历时 1 周，采用线上和线下相结合的便捷方式，邀请到来自心血管疾病、慢性静脉疾病、肿瘤领域专家，以及患者组织及公司总部和中国的同事分别从药物研发、患者参与、患者管理、疾病防治及疾病科普等方面分享了他们对"以患者为中心"的理解和实践。特别是在第 1 天的患者周论坛上邀请到总部患者事务团队、公司内部研发和医学部、医院专家和患者组织，共同探讨"以患者为中心"各自的心得体验，多方发声呼吁"以患者为中心"的重要意义。

蔻德罕见病中心创始人黄如方主任（图 7-1）指出，"患者组织在药品准入、患者教育，以及医疗保障推动上面发挥着非常重要的角色，医药公司必须和患者组织保持紧密有序的合作，将患者的经验和知识与专业医疗卫生人士的意见相结合，注入药品全生命周期管理，为提高患者生活质量共同努力，这是整个行业的一个发展趋势"。黄如方主任对患者组织的真知灼见也为后续公司和患者及患者组织的合作指明了方向。近 10 年中国患者组织不断蓬勃发展，为肿瘤和罕见病等领域的药物可及性，以及加速新药审批带来巨大的帮助。

活动第 2 ~ 4 天，我们邀请了慢性静脉疾病、肿瘤及心血管疾病领域的专家和公司医学部同事，为大家分享在患者项目和管理中的心得体会（图 7-2）。肿瘤专家指出，在中国，癌症的发病率和死亡率都非常高，治病要以患者为中心，除药物治疗之外，医生还应该从社会心理等方面帮助患者尽快从恐慌、无助、忧虑等情绪中解脱出来，制订科学合理的治疗方案，住院治疗后不是一劳永逸，而是不断去评估、完善、改进现有的治疗方案，通过给患者提供最恰当的治疗方式，来延长患者的生命、提高患者的生活质量。

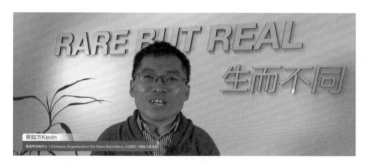

图 7-1　蔻德罕见病中心创始人黄如方主任

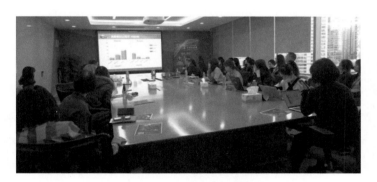

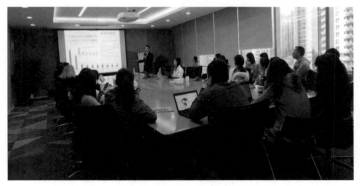

图 7-2　分享心得体会

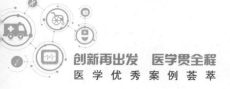

　　在慢病领域，来自北京协和医院的静脉疾病专家介绍了他从网络科普小白到坐拥 200 万粉丝的成功经验，通过全渠道为患者提供科普教育，收获了 400 万次点赞和 800 万次浏览，说明大众非常认可专业且通俗易懂的科普内容。同时，阜外心血管专家提到，对于慢病患者需立足加强患者教育，当下，网络平台上传播的医学科普内容质量参差不齐，因背靠国内优质的心血管临床资源和信息，我们有义务、有责任将那些晦涩难懂的医学知识以通俗生动的方式传递给患者，帮助他们更好地预防疾病。网络媒体给患者提供了获取知识的新途径，专家也可以借助新媒体平台来做好患者的诊治和管理，提高慢病患者的依从性，实现双赢。

　　不仅如此，第二届患者周还吸引到众多媒体，其中还有顶流媒体，竞相报道了公司"以患者为中心"一路走来的心路历程和取得的成就，进一步将这一理念普及给大众和医疗行业同仁，呼吁社会各界人士重视患者需求，聆听患者声音。

　　通过患者周活动，公司内部同事对"以患者为中心"的策略有了更加清晰的认识，也对总部和行业中优秀创新的患者案例有了更加直观的感受。聆听到医生和患者声音，并了解他们最真实的需求，为我们未来开展工作提供了方向和思路。随着科技和医疗的发展，患者对疾病有了更多的认知，更多的患者声音需要被听到。作为企业，要思考如何提供给他们真正需要的信息。公司将会继续携手行业协会、医疗机构、患者组织等医药生态链的各个参与方不断推动行业的转型与进步，最终实现"服务患者，与患者在一起"的愿景。

案例解读与展望

　　在过去 2 年中，公司将"以患者为中心"战略落地中国，并将新的理念贯穿于疾病预防教育、基础研究、临床试验、治疗和随访等全过程的每一个环节中，召开首个患者与专家咨询顾问会、在国际多中心临床研究中使用患者报告结局、与慢病网红医生合作、制作科普视频等，真正做到了从"治病"到"治人"的转变。而且越来越多的制药公司将患者需求放在核心位置，相信随着行业的发展和完善，未来这一趋势定会不断壮大。施维雅中国首席医学官暨患者事务官王斌辉强调"以患者为中心并不是一件简单的事情，如商业压力和患者优先度发生冲突的时候，我们要协调可能会出现的矛盾，非常坚定地与患者站在一起，因为患者利益是不能妥协的。同时，需要企业、医生、政府监管部门等社会各界真正地去倾听，科学、合规地收集患者的想法、声音和数据。""以患者为中心"的价值观需要长期的坚持并不断优化。通过行业调研不难发现，企业坚持从患者的需求角度出发所做的一切最终会在患者及患者家属中产生变化和影响，得到他们的认可，但这是一个长期的过程。作为医学同仁，我们需要保持良好的心态，做好充足的准备，持续将"以患者为中心"践行下去，从患者角度出发，为患者提供服务，这是我们未来工作的重点。最重要的是迈出第一步，从为患者考虑的角度出发，为患者服务，与患者一起工作。

经典启示

（1）经济学人智库发布的一份报告显示，如果以患者为中心来设计研究方案，新药上市可以加速 1.5 ～ 2.5 年，药物获得批准的可能性会增加约 19%。另外，如果投入 10 万美元到患者参与中，净投入产出比将达到 500 倍以上。"以患者为中心"开展的工作不只是花钱，还是和患者一起优化整个医疗价值体系。

（2）患者是疾病的亲历者，也是医疗产品的体验者。在审批阶段，部分监管机构开始鼓励将患者结局报告纳入临床试验作为终点设计，进而帮助审批者充分了解患者从使用产品中得到的真实获益。这说明患者话语权在价值链中不断提升，随着国家医疗体制的完善，医药公司要联合更多利益相关方，发展全新的患

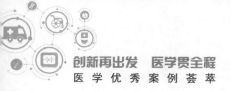

者健康管理模式，真正造福患者，让患者获益。

（3）建设"以患者为中心"的全生态体系，单单依靠企业的力量是远远不够的，而是需要社会各个层面（包括政府、医疗卫生人员、企业、患者组织、社会性团体组织等）从患者的角度出发，共同打造。罗马不是一天建成的，路漫漫其修远兮，我们要做好长期准备，坚定不移地朝着这个方向去努力奋斗。

参考文献

[1]LEVITAN B，GETZ K，EISENSTEIN EL，et al. Assessing the financial value of patient engagement: a quantitative approach from CTTI's patient groups and clinical trials project. Ther Innov Regul Sci，2018，52（2）：220–229.

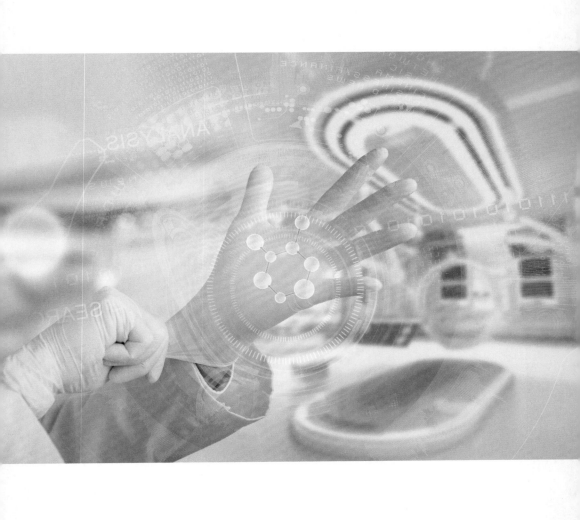

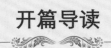

开篇导读

　　我国作为全球第一的糖尿病大国，糖尿病患者的健康管理成为我国医疗服务必须解决的问题。互联网、大数据、人工智能等数字技术的发展，为糖尿病数字化管理奠定了技术基础，与此同时，糖尿病管理仍存在哪些痛点、数字化技术如何赋能糖尿病管理、糖尿病数字化管理服务如何构建，以及糖尿病数字化管理未来何去何从？带着以上问题，赛诺菲与京东健康凭借已在数字化医疗健康生态领域的布局强强联手，旨在探索糖尿病互联网慢病管理新模式，而以医学驱动的《互联网糖尿病规范化诊疗管理项目》通过剖析现状，发现问题，针对性地解决问题，从而规范糖尿病数字化管理现状。

08

互联网糖尿病规范化诊疗管理项目
——糖尿病线上诊疗服务管理卓越中心

周蓉　戴杨飞　张霞　张沈莹

一、中国互联网与医疗融合现状：起步晚、奠基缓、成长快，疫情黑天鹅加速互联网医疗突破发展

20 世纪 80 年代开始进行医疗与电子化，医院工作流程与计算机的融合。21 世纪头 10 年，随着互联网技术的不断发展，远程医疗逐渐互联网化，在线医疗逐渐崛起并成为互联网 + 医疗的重要组成部分，基于 PC 端的预约挂号、分诊、电话咨询等服务使得传统医疗模式得到初步的改变，为实现区域电子病历的互联互通及信息共享提供了可能。近 10 年，移动互联网的发展推动互联网 + 医疗服务逐渐转向移动端，大量就医助手等移动医疗 APP 及医院官方 APP 如雨后春笋般涌入市场，物联网、云计算等技术的发展使得可穿戴设备也逐渐进入到人们的日常生活中。

2019 年国家推出"网络销售处方药不再被禁止"和"将互联网医疗纳入医保体系"的举措进一步消除了制约互联网医院在网络销售处方药和医保支付环节的障碍。

2020 年起，疫情暴发使互联网医疗成为抗疫第二战场。为此，中华人民共和国国家卫生健康委员会与国家医疗保障局发文鼓励开展互联网诊

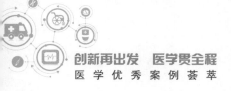

疗以进行疫情防控，要求"充分发挥互联网医院、互联网诊疗的独特优势，鼓励在线开展部分常见病、慢性病复诊及药品配送"。互联网医院的服务内容也逐步向医疗核心业务延伸（如就医服务、轻问诊、在线医疗）。新型冠状病毒疫情黑天鹅推动行业实现突破性进展，政府也不断加码，打通医保、支付等互联网 + 医疗的关键环节，助力互联网医疗在未来医疗改革新常态中将继续发挥重要作用。

1. 赛诺菲和京东健康两大巨头携手，共同探索基于互联网医院的慢病管理新模式

京东健康作为目前互联网医疗市场头部上市公司，拥有希望领先的互联网电商平台、大数据、人工智能等平台化、数字技术等能力。

赛诺菲拥有多学科前沿科技、医学体系积淀等实力基础。双方基于共同对于完善规范化诊疗、一体化线上慢病管理的示范中心等契合目标，以糖尿病为出发点，在业内全面、准确地输出赛诺菲在互联网医疗领域的影响力。

2. 基于京东健康平台的"中国糖尿病数字化管理白皮书 2021"

由赛诺菲和京东健康共同发起、动脉网参与的"中国糖尿病数字化管理白皮书 2021"于第四届中国国际进口博览会正式公布，白皮书就糖尿病数字化管理现状、行业未来趋势洞察给予全面阐述。

二、管理现状篇：后疫情时代，糖尿病数字化管理市场快速增长

深度分析由疫情加速推动的互联网 3.0 的转型，在此前提下使得需求侧及供给侧增长迅速。

1. 疫情推动在线医疗增长，成为医疗服务新动能

暴发疫情后，国内在线医疗用户人数明显上升，2020 年在线医疗用户达到 6.35 亿。同时，截至 2021 年 6 月，互联网医院数量超过 1600 家。在线医疗供需双端的发展为糖尿病数字化管理市场奠定基础。

2. 需求拉动市场增长，糖尿病医疗服务增长空间大

2030 年国内糖尿病患者人数预计达到 1.45 亿，届时糖尿病管理市场规模将突破 2900 亿元。目前糖尿病医疗服务占比仅为 11%，未来增长空间巨大。

3. 糖尿病数字化管理生态实现了"线下 + 线上"的有机结合

糖尿病数字化管理平台围绕糖尿病群体控制血糖（以下简称"控糖"）需求，整合线下医疗器械、药品及医疗机构资源，为线上糖尿病管理提供多方位支撑。

三、患者洞察篇：患者控糖不理想，亟须专业化管理平台提供服务

借助京东健康平台触达 1 万线上患者，通过 2000 多份完整问卷客观剖析患者的流行病学部分特征，从线上诊前、诊中、诊后不同角度挖掘线上糖尿病患者全程管理的未被满足需求。部分具体数据如下。

（1）在本报告的调研对象中，男性糖尿病患者接近 60%，数量高于女性，在超重肥胖人群中，男性占比达 65%，也远高于女性。暴饮暴食、缺少运动及不规律作息等增加了超重肥胖的风险。

（2）糖尿病患者大量集中在一、二线城市，总体占比达到 67%。东部省份的糖尿病患者比例较高，达到 48.1%。

（3）稳定期糖尿病患者每周血糖监测最为频繁，但也仅有 24.2% 的患者每周监测血糖 7 次以上；确诊期的患者仅有 3.5% 每周监测次数超过 7 次，说明患者血糖监测的依从性整体较差。

（4）超过 70% 的患者缺乏明确的控糖目标，近一周未进行空腹血糖监测的患者接近 75%，说明患者控糖目的性不强，导致其对控糖缺乏动力。

（5）82% 的患者选择单一口服药进行控糖，选择二联治疗、三联治疗或胰岛素多次注射控糖方案的患者占比较低。在单药无法实现控糖指标时，应选择多药联用的控糖方案，需要专业服务为患者提供个性化控糖方

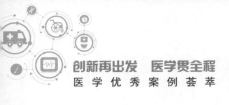
案指导。

（6）31.9% 的患者日均胰岛素注射剂量存在偏低或偏高现象，影响了胰岛素控糖效果。基础胰岛素是 2 型糖尿病患者控糖的主要手段之一，本次调研中 68.1% 的 2 型糖尿病患者通过注射基础胰岛素进行控糖。

（7）药品费用占到整个糖尿病患者医疗支出的 64.2%，医疗服务占比仅为 6.4%，因此，糖尿病数字化管理平台要完善药品服务和供应链服务，为患者提供"开药 – 购药 – 送药 – 用药"的一站式服务。

四、诊疗流程篇：数字化赋能，糖尿病数字化管理打通诊疗全流程

诊疗全流程（诊前 – 诊中 – 诊后）的数字化赋能，规划互联网线上糖尿病患者服务路径。

1. 诊前服务：重点关注流量入口与医患教育

流量入口是糖尿病诊前服务的关键组成部分之一。流量入口除了有聚集并引导患者群体的作用之外，在糖尿病数字化管理中还对应着患者接受的第一次服务。由于互联网医疗目前还不能开展首诊，线上与线下入口的协同已经基本成了糖尿病数字化管理行业的共识。

在糖尿病数字化管理的诊前服务方面，医患教育是重中之重。对于患者的教育，要让患者理解到糖尿病管理的重要性，并且选择适合自己的糖尿病管理方案；而对于医生的教育，则是要提高整体内分泌科医生的诊疗水平，提高平台的服务质量。一方面引导患者形成需求；另一方面加强平台的服务能力，这样的糖尿病数字化管理才能够实际为患者提供有价值的服务。

2. 诊中服务：围绕着医生提供糖尿病管理工具

在糖尿病数字化管理的诊中服务中，医生位于服务管理的核心。通过人工智能手段，结合软硬件设备的支持，为医生提供线上诊疗的辅助能力。在管理部分，平台根据现有的糖尿病线上诊疗规范和共识，对医生提供的诊疗服务进行规范；在供应链侧，还要做好相关药品、设备、耗材等

的供应，为用户打造一站式解决方案。

在医生为用户提供线上服务的过程中，数字化工具为医生的诊疗决策提供了诸多便利。患者日常的相关数据会通过智能设备传递到数据中心，进而通过报表和看板一次性呈现给医生。医生在获得了患者全面的随访报告、用药指导、各类监测报告之后，可以更准确地评估患者的病情进展，从而做出更符合患者病情阶段的用药指导。

3. 诊后服务：产品配送到家，形成糖尿病数字化管理闭环

糖尿病数字化管理的诊后服务聚焦在产品供应环节上。目前的糖尿病数字化管理平台已经具备了全面的产品供应能力，不仅能提供血糖仪、胰岛素笔、口服药品等常规产品，在部分平台上，像胰岛素这样相对难保存的产品也能实现供应。线上诊疗、线上购药与线下配送正逐渐打通，形成一站式的糖尿病数字化管理解决方案。

五、行业趋势篇：鼎立前行，四大趋势洞穿行业发展

围绕着糖尿病患者提出的控糖需求，糖尿病数字化管理行业不断完善自己的方法论和服务理念。未来随着用户需求的持续升级，白皮书认为糖尿病数字化管理行业将在以下 4 个趋势的推动下进一步迭代。

1. 从确诊期患者向稳定期患者渗透

糖尿病数字化管理将进一步扩大自己的患者覆盖范围。在这一过程中尤为关键的是从新发的确诊期患者群体更多地向患病时间较长的摸索期和稳定期患者覆盖。

2. 线上诊疗进一步规范化

糖尿病数字化管理未来将接受更加规范的流程管理，以国内外的指南、共识为依据，规范医生在线上提供服务的临床路径。

3. 灵活、便利的一站式控糖方案

线上与线下之间的沟通联系更加紧密，不同的就诊、购药、配送方式

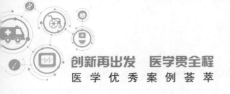

之间可实现灵活的自由组合，为用户提供高选择度的便捷控糖体验。

4. 多产业角色协同成行业常态

糖尿病数字化管理产业与医药、器械、医疗服务等其他产业之间的协同合作更加频繁，多方角色一同为糖尿病患者提供全方位的管理服务。

六、规划互联网糖尿病诊疗新时代

综上所述，显而易见，医学人在整个互联网微系统的搭建中占据不可替代的角色，不论是通过医学内容问卷的调研剖析痛点，还是通过提升在线医生的专业诊疗水平，搭建规范化的诊疗服务路径，都需要和 KOL 保持紧密高质量的共同合作，结合医学部主导的白皮书现状分析显示，建立标准化的糖尿病线上管理急不可待。由医学驱动的互联网糖尿病规范化诊疗管理项目自启动以来，通过挖掘现状、剖析痛点，完成规范化诊疗项目的发起，后续互联网平台 DOL 项目的孵化致力于提升线上医生的专业水平，从而提高患者体验感，从行为方面，临床决策支持系统（Clinical Decision Support System，CDSS）的植入可帮助在线医生开展精准化的个体化治疗方案。

◤ 案例解读与展望

互联网糖尿病规范化诊疗管理项目是基于赛诺菲与京东健康两大巨头双方携手，在健康数字生态领域进行战略合作，且以糖尿病为切口的慢病管理新模式探索的"糖尿病线上诊疗服务管理卓越中心"为基础的医学人主导的规范化项目，为互联网规范化诊疗提供专业的医学输入。

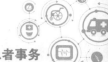
➲ **经典启示**

（1）探索基于互联网医院的慢病管理新模式。

（2）剖析糖尿病数字化管理互联网医疗生态系统现状，挖掘痛点。

（3）建立规范化的糖尿病患者在互联网上精准的个性化诊疗服务。

（4）全方位提升医生在线诊疗专业度，提升患者诊疗体验感。

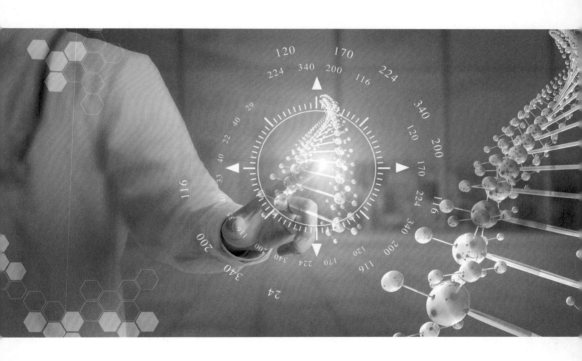

开篇导读

　　"这是最好的时代，这是最坏的时代；这是智慧的时代，这是愚蠢的时代；这是信仰的时期，这是怀疑的时期；这是光明的季节，这是黑暗的季节；这是希望之春，这是失望之冬。"狄更斯的这句名言无比贴切地概括了当下患者在面对一个复杂疾病时的茫然无措和矛盾纠结。下面我们将就中国妇女发展基金会发起，默克支持的系列公益项目"辅助生殖患者健康关爱计划"案例，讨论如何在信息爆炸的大时代中重新找到患者教育的抓手，帮助患者降低有效医学信息的获取成本，从多维度优化诊疗路径，改善治疗结局，从而实现患者的最大获益。

09

在这个"最好也是最坏"的时代，
如何帮助患者优化诊疗路径

叶青 孟璐

互联网 + 时代不孕症患者面临的诊疗新困境

随着互联网和智能手机的迅速普及，信息的获得变得前所未有的方便。然而，正因为这种方便，很多患者反而迷失在过于庞杂和质量参差不齐的信息海洋之中，对辅助生殖技术（assisted reproductive technology，ART）产生了很多误解和偏见，因此不敢寻求专业帮助或者走了很多弯路，耽误最佳治疗时机，最终影响临床结局。

医生与患者之间存在巨大的观念和信息落差，导致临床医患沟通困难，患者因相关知识的缺乏而无法正确理解和面对诊疗过程中遇到的种种问题，如就诊体验差、满意度低，这成为影响临床结局的重要瓶颈。此外，少数患者因经济困难等原因无法及时进入诊疗流程而错过最佳时机。

从全新角度对患教项目进行审视后的创新和转变

传统的患者教育，是我们自己作为教育者，把患者作为需要被教育的对象，来进行单方面的知识灌输。随着互联网的广泛应用，患者对于信息的获得更加主动，信息来源更加多样化，掌握着信息选择的主动权。而

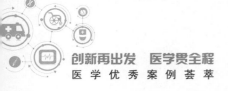

我们则从权威的教育者，退位为无数的信息提供者之一。在这样的新形势下，想要提高患者对我们所提供信息的可及性和信任度，真正令其做到"知、信、行"，需要我们从观念、模式和内容方面进行全面的转变和创新。

1. 观念和工作模式的改变

（1）观念的转变：传统的辅助生殖疗程，往往只关注疾病本身和治疗结局，患者在治疗过程中的体验、心理等其他需求则容易受到忽视。而对治疗过程中出现的一些问题的不理解或误解，往往会使患者对治疗本身产生怀疑，从而导致依从性差甚至脱落，最终影响临床结局和满意度。因此，在本项目的设计之初，我们就重点强调，要从只关注疾病和治疗结局，转变为同时关注患者的体验和全方位的需求。

（2）工作模式的转变：基于以上观念的转变，我们也对项目的工作模式进行了重大调整，从单纯的疾病教育，转变为以患者为中心的全程、全方位信息服务和沟通，形成教育 – 调研 – 反馈 – 提升的服务模式，使患者在就诊前和诊疗过程中及时获得高质量的信息服务，不断提升认知水平，从而提高对治疗的依从性和满意度。

（3）医患关系的转变：从传统的医生主导、患者听从的关系转变为医患共同决策。患者在治疗过程中的主动性和参与度越来越高，在准确治疗的同时，如何通过医患共同决策制订符合患者需求且使其依从性高的治疗方案变得尤为重要。

2. 工作内容和方法的创新

（1）传播渠道的重新选择：社交媒体的兴起改变了大众的阅读习惯和信息获取模式，信息碎片化、深度阅读的兴趣萎缩等因素，严重影响了传统患教模式的效果。基于目标受众信息获取途径的新特点，应重新选择能够有效到达目标受众的传播渠道，形成线上线下、水平垂直全面覆盖的传播矩阵。

（2）传播形式的创新：基于目标受众的阅读习惯，传播形式从传统的图文扩展为视频直播、科普动画、科普漫画、科普图文、科普海报等多种形式。

（3）传播内容精品化、权威化、互动化：专家直播和动画视频等精品内容受到了患者和生殖中心的广泛欢迎，知名专家直播 + 粉丝互动的创新方式提高了内容的权威性和互动性，促进了患者积极就诊，缩短了诊疗路径。

（4）通过以上这些转变，我们的项目完成了从"教育"到"教·育"的华丽转身，在缩短患者诊疗流程的同时，培养患者正确的治疗观念，树立其对治疗的信心，提高其对诊疗过程和结局的满意度。这些患者的亲身美好体验和经验分享，又可以进一步培育辅助生殖治疗的良好口碑和舆论环境，最终使更多患者更好地受益于辅助生殖治疗。

以患者为中心的全流程关爱计划

"辅助生殖患者健康关爱计划"由 3 部分组成，分别是中国妇女发展基金会发起的"知孕新生健康教育项目""'一同好孕'智能化 ART 患者计划公益项目""家庭生育健康关爱计划"，为对辅助生殖治疗有需求的患者在诊疗路径的不同阶段提供全方位的信息互动和关爱帮助。

1. 知孕新生健康教育项目

流行病学数据显示，我国不孕不育患者已超过 4000 万，占育龄人口的 15.5%。其中约 45% 因种种原因未寻求专业帮助，而已就诊的患者中又有很大一部分因为未能及时进入治疗流程而不能获得良好的治疗结局。因此，"知孕新生健康教育项目"旨在对目标受众进行相关的知识普及，引导有需求的患者及早就诊，缩短诊疗路径，从而改善治疗结局。

（1）通过大众媒体和垂直媒体（生殖健康类）的直播平台，邀请生殖领域知名专家进行现场直播 + 粉丝互动，共播出 35 场，覆盖 >1000 万人次。

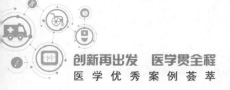
（2）针对辅助生殖流程不同阶段，制作 9 个科普动画视频、4 个心理疏导患教视频、19 篇科普漫画、6 篇科普海报和 44 篇科普文章，线上阅览量 > 80 万，并与生殖中心共享，实现线上线下全面覆盖。

（3）73 家生殖中心向中国妇女发展基金会申请了动画视频的短片，用于中心候诊室播放，进行患者教育。该套科普动画覆盖了 ART 诊疗全流程的各个阶段，帮助患者轻松理解不孕不育的诊断、前期检查、试管婴儿的流程、注意事项等问题。动画普及性强、内容简单易懂，信息传递准确，在提高患者疾病认知的同时，能提高医患沟通效率，提高患者治疗依从性，从而使患者更好地从辅助生殖治疗中获益。

（4）不孕症患者普遍存在心理问题：焦虑、抑郁，失落、自责，疑惑与恐惧。这些心理问题一定程度上造成了患者对治疗的疑虑、依从性差甚至脱落。项目邀请心理疏导专家，针对疾病和治疗的各个阶段提供有针对性的心理疏导讲解、常见困惑答疑，结合经典案例分析，帮助患者缓解焦虑的情绪，提高患者信心，缓解她们的精神和心理压力，同时使患者正确认识和面对疾病，提高患者对治疗的依从性，使患者主动配合治疗，从而改善治疗结局。

2. "一同好孕"智能化 ART 患者计划公益项目

对辅助生殖治疗相关问题认识不足、治疗过程中体验不佳、对治疗的恐惧和疑虑等原因可造成高脱落率和低满意度，已经成为影响患者从辅助生殖治疗中获益的重要负面影响因素。因此，"一同好孕"智能化 ART 患者计划公益项目旨在通过疾病教育、智能化患者管理和患者随访，来提升患者的治疗体验和满意度，从而使患者从治疗中获得最大利益。

（1）将重点关注黄体支持阶段的患教项目，升级为覆盖辅助生殖全流程的关爱计划。每周向进入辅助生殖治疗流程的患者定期推送教育科普文章、科普教育视频，利用患者经验分享、医生热点问题答疑等形式，聚焦患者关注的体外受精（in vitro fertilization，IVF）治疗有效性、舒适性、便利性等影响患者满意度的核心内容，对患者进行持续全面的辅助生殖健康教育。

（2）帮助患者快速精准地获取所需患教信息和科普资料，并以日历表的形式为患者提供疗程中重要事项的智能化管理，并通过个性化方式进行提醒，以免患者错过重要的治疗事项，如服药、打针、做 B 超等，提高患者依从性，改善治疗结局，优化治疗体验。

（3）针对辅助生殖疗程中入组、取卵、验孕 3 个关键时间点，分别设计不同的调研问卷以对相应的治疗阶段进行患者满意度调研，生殖中心通过收集患者治疗过程中的需求和反馈生成报告，帮助中心根据患者需求制订个体化治疗方案，实现医患共同决策，从而切实地优化患者治疗体验，提高患者满意度。

（4）2021 年，项目覆盖国内 42 家生殖中心，参与医护人员超过 400 名，进入管理的患者人数达 13 000 例，参与线上调研的患者超过 12 000 人，发布的科普教育文章及视频共计超过 70 篇。

3. 家庭生育健康关爱计划

"家庭生育健康关爱计划"旨在为有经济困难的不孕症患者提供援助药品支持，使其有机会抓住最佳治疗时机，及时进入治疗流程，从辅助生殖治疗中获益。2014—2021 年，该项目覆盖了超过 20 个城市，42 家爱心医院，超过 40 000 个家庭从项目中受益。

最后引用 Edward Livingston 医生的墓志铭："To Cure Sometimes, To Relieve Often, To Comfort Always(偶尔治愈，常常帮助，总是安慰)"。

案例解读与展望

互联网 + 带来的不仅仅是信息数量的增加，它也改变了人们获取信息的途径，对信息的选择与处理方式，甚至改变了人们的思维模式。这种

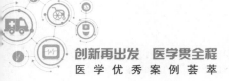

改变必将影响到患者在面对如辅助生殖治疗等较复杂医学问题时的思考和决策。如果患者不能从过于庞杂的信息中迅速有效地进行筛选、理解和分析，那么这个思考和决策的过程无疑会变得既痛苦又漫长，并在此过程中患者会产生很多对治疗的误解和偏见，导致其在错误的治疗路径上盲目试探，从而耽误最佳的治疗时机，或是在正确的治疗路径上犹豫不决，依从性差，影响治疗效果。

"辅助生殖患者健康关爱计划"系列项目对患者诊疗路径详细调研和梳理，确定患者做出治疗决策的关键时间点，通过有效的信息矩阵对患者进行影响，引导其及早做出正确决策，从而缩短诊疗路径。全方位挖掘患者在治疗中的需求，多维度进行优化，坚定其治疗信心，提高其治疗依从性，从而可改善治疗结局。关注特殊人群的特殊需求，想办法予以支持和帮助，以提高治疗的可及性。

所有这些工作，都是我们帮助患者优化治疗路径，提高患者获益的初步尝试。希望这些经验在未来能被应用到更多疾病领域，使更多患者从中受益。

➜ 经典启示

（1）患者教育的核心是"影响力"，要对患者的观念和决策产生有价值的影响，才能最终实现自己的价值。

（2）要想真正理解患者的需求，就要穿着患者的鞋子把治疗路径趟一遍，你感觉硌脚的地方，就是患者的需求。

（3）用心是关键。同样一张满意度调研表，不用心收获的是敷衍，用心了就是优化流程的利器。

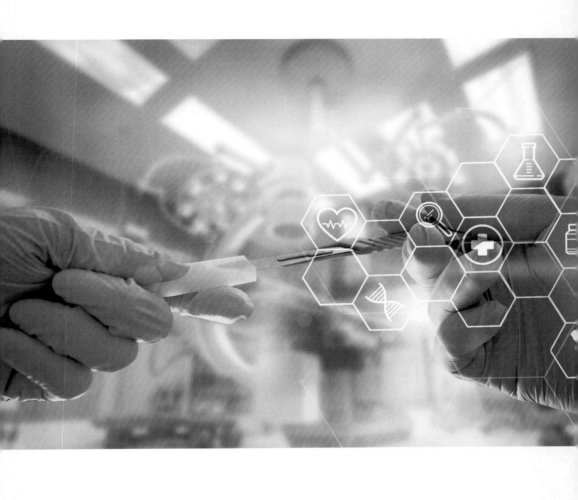

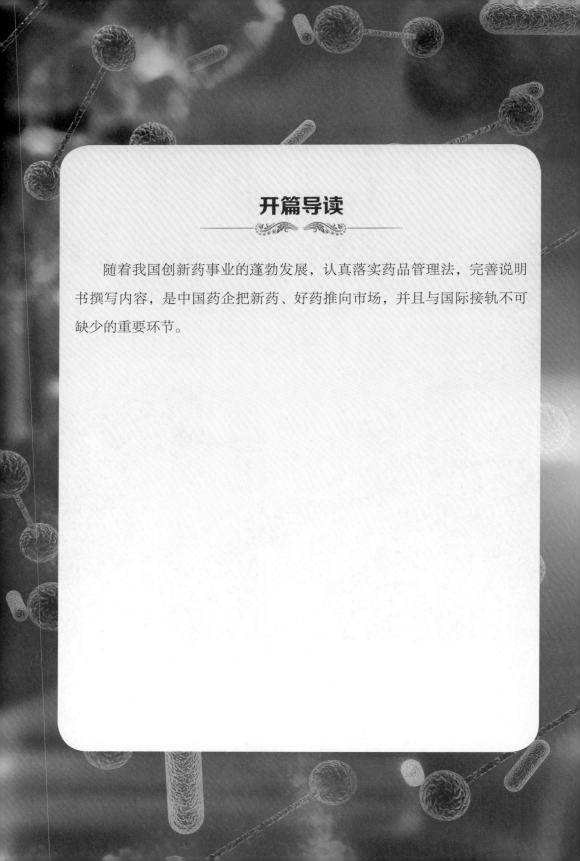

开篇导读

随着我国创新药事业的蓬勃发展，认真落实药品管理法，完善说明书撰写内容，是中国药企把新药、好药推向市场，并且与国际接轨不可缺少的重要环节。

10

解读不同国家有关说明书中黑框警告指南的关键点

谭雪梅　杨晓燕

药物说明书中黑框警告是药物安全信息警示的方式之一，旨在以醒目的方式提醒医生和其他阅读者关注在药物使用过程中潜在的重要药物安全性问题，以达到管控该药品安全风险的目的。黑框警告的内容由药物上市申请的申办方（药企）撰写，由接受申请的当地或国家药政当局负责审批。鉴于各国或地区药政当局对于黑框警告的要求不尽相同，本文重点分享我们在学习不同国家（中国、美国、加拿大和澳大利亚）药政当局对于黑框警告指南中的体会。

不同国家药品说明书中黑框警告示例

每个国家对药品说明书中黑框警告的格式和内容都有特定的要求，因此，比较其异同对理解说明书的撰写有一定的实际意义。

在警告语的呈现方式中，有可能在内容与格式上基本一致，如图10-1至图10-3所示的药物德巴金（中国，CDE）、Depacon（美国，FDA）、Mylan-Divalproex（加拿大，德巴金同类产品）的黑框警告内容和格式。略有不同的是，我国、美国和澳大利亚都要求将黑框警告放在说明书最前端的开篇位置。加拿大则要求放在第3章节（严重警告及注意事项框）。美国、加拿大的指南要求在黑框警告部分提供的严重不良反应等信息需在说明书中有对应的项目号或章节名称，以便详细查看相应内容。

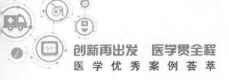

美国的电子说明书还附加了电子链接，更方便查找。美国的药品说明书要求黑框警告字体为黑粗体，并以分项的形式呈现。相比而言，我国对药品说明书黑框警告部分虽然没有详细的指南，但从近期批准的说明书来看，其内容和形式更接近于美国，区别是字体没有标黑加粗，但每条警告无相关对应的章节号。此外，还有不同的是，同一类药物在不同药品监督管理局的要求下，黑框警告的需求也略有不同，如德巴金的同类药在澳大利亚就没有被要求出示黑框警告。

2021年5月17日

丙戊酸钠缓释片（I）说明书

请仔细阅读说明书并在医师指导下使用

> 警示语
>
> 威胁生命的不良反应
>
> - 肝毒性，包括死亡，通常发生于治疗的前 6 个月。对 2 岁以下儿童有更高的致命性肝毒性。治疗前和治疗期间应严密监测患者，定期进行肝功能检查。
> - 致畸性，包括神经管缺陷及其他主要畸形和智力指数（IQ）值降低。
> - 胰腺炎，包括有致死性出血性胰腺炎病例的报告。

【药品名称】

通用名称：丙戊酸钠缓释片（I）

商品名称：德巴金®

英文名称：Sodium Valproate Sustained-release Tablets（I）

图 10-1　中国德巴金说明书中的黑框警告示例

HIGHLIGHTS OF PRESCRIBING INFORMATION
These highlights do not include all the information needed to use Depacon safely and effectively. See full prescribing information for Depacon.

Depacon (valproate sodium), for intravenous injection
Initial U.S. Approval: 1996

> **WARNING: LIFE THREATENING ADVERSE REACTIONS**
> *See full prescribing information for complete boxed warning.*
>
> - Hepatotoxicity, including fatalities, usually during the first 6 months of treatment. Children under the age of two years and patients with mitochondrial disorders are at higher risk. Monitor patients closely, and perform serum liver testing prior to therapy and at frequent intervals thereafter (5.1)
> - Fetal Risk, particularly neural tube defects, other major malformations, and decreased IQ (5.2, 5.3, 5.4)
> - Pancreatitis, including fatal hemorrhagic cases (5.5)

-------------------- INDICATIONS AND USAGE --------------------
Depacon is indicated as an intravenous alternative in patients in whom oral

图 10-2　美国 Depacon 说明书中的黑框警告示例

WARNINGS AND PRECAUTIONS

Serious Warnings and Precautions

- **Hepatotoxicity:** Hepatic failure resulting in fatalities has occurred in patients receiving Mylan-Divalproex (divalproex sodium). These incidences usually occurred during the first 6 months of treatment with Mylan-Divalproex. Caution should be observed when administering Mylan-Divalproex to patients with a prior history of hepatic disease. Patients on multiple anticonvulsants, children, those with congenital metabolic disorders, those with severe seizure disorders accompanied by mental retardation, and those with organic brain disease may be at particular risk. Experience has indicated that children under the age of 2 years are at a considerably increased risk of developing fatal hepatotoxicity, especially those on multiple anticonvulsants (see **WARNINGS AND PRECAUTIONS**, <u>Hepatic/Biliary/Pancreatic</u>, Serious or Fatal Hepatotoxicity).

- **Female children/Female adolescents/Women of childbearing potential/Pregnancy (Teratogenicity):** Mylan-Divalproex (divalproex sodium) should not be used in female children, in female adolescents, in women of childbearing potential and pregnant women unless alternative treatments are ineffective or not tolerated because of its high teratogenic potential and risk of developmental disorders in infants exposed

---

Mylan-Divalproex Product Monograph   *Page 5 of 61*

图 10-3　加拿大 Mylan-Divalproex 说明书中的黑框警告示例

不同国家药监局关于药品说明书中黑框警告指南的关键点

1. 中国药监局关于药品说明书中警示语（类似黑框警告）指南的关键点

国家食品药品监督管理局在 2006 年 3 月发布的《药品说明书和标签管理规定》和 2006 年 5 月发布的《化学药品和治疗用生物制品说明书规范细则》中，规定了警示语的位置和内容要求。警示语是指对药品严重不良反应及其潜在的安全性问题的警告，还可以包括药品禁忌、注意事项及剂量过量等需提示用药人群特别注意的事项。有该方面内容的，应当在说明书标题下以醒目的黑体字注明。无该方面内容的，不列该项。

2. 美国、加拿大、澳大利亚对说明书中黑框警告的管理要求

美国、加拿大、澳大利亚对说明书中黑框警告的要求如表 10-1 所示。

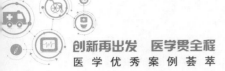
表 10-1 美国、加拿大、澳大利亚对说明书中黑框警告的要求

国家	黑框警告在说明书中的位置	使用黑框警告的条件	内容要求	格式要求	指南名称及发布日期	指南发布单位	指南链接
美国	共 2 处显黑框警告：①在说明书开篇下，适应证列表之前。②在说明书正文全文开始之际	黑框警告适用于下列情况之一：①当严重的不良反应（一种致命的、危及生命的或永久致残的不良反应）与药物的益处相比需严重考虑用时，在评估使用该药物时需考虑用药的风险和益处比。②药物的严重不良反应可通过适当地使用药物来预防或减少其频率或严重程度（选择患者、仔细监测、谨慎使用特定的伴随治疗、添加另一种药物或以特定方式管理患者，避免在特定的临床情况下使用）。③ FDA 批准了有限制使用的药物以确保安全使用，因为只有在分销或使用受到限制的情况下，该药物才能安全使用	内容应该是简洁、精炼、准确、关键的	应加黑粗体字体，以分项的形式呈现，或者其他的形式，如副标题的形式	《撰写说明书中警告和注意事项、禁忌证和黑框警告的工业指南》 2011 年 10 月	美国食品药品监督管理局	https://www.fda.gov/media/71866/download

续表

国家	黑框警告在说明书中的位置	使用黑框警告的条件	内容要求	格式要求	指南名称及发布日期	指南发布单位	指南链接
加拿大	第3章节严重警告及注意事项（类似于黑框警告），随后还有常规警示与注意事项项（第7章）	临床显著或严重（如危及生命）的安全危害	内容应该是一个简短的声明，黑框中的文本一般不超过20行	（1）应同时指出其对应在第8章节（不良反应章节）的具体位置（2）以分项的形式呈现（3）如果药品没有严重警告或注意事项，此框将与第3部分（严重警告和注意事项）一起省略	2020年11月《药品专著指导文件》	加拿大卫生部	https://www.canada.ca/content/dam/hc-sc/migration/hc-sc/dhp-mps/alt_formats/pdf/prodpharma/applic-demande/guide-ld/monograph/pm-guid-ld-mp-eng.pdf

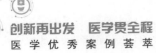

续表

国家	黑框警告在说明书中的位置	使用黑框警告的条件	内容要求	格式要求	指南名称及发布日期	指南发布单位	指南链接
澳大利亚	说明书（产品信息）的开篇，药品名称之前	（1）严重的不良反应，可通过适当使用药物预防或减少频率或严重程度，包括：①选择患者（避免或改变高危人群的使用）。②监测[基线和（或）治疗期间]。③避免某些伴随治疗。④对其他药物的需求（预用药）。⑤以一定的给药路径、正确的方式管理患者，最大累积剂量或避免严重不良事件的明确指示。⑥避免在特定临床情况下使用。⑦处方限制（只由某一类医生开处方）。对于那些无法通过选择患者、监测等方法避免的反应，有时也可能需要用黑框警告，因为对临床医生而言，在告知患者知情同意及替代治疗方案讨论时（讨论获益或风险），对特定风险的关注可能很重要。（2）在某些患者群体中，显著地降低有效性或存在净损害的证据	未提及	（1）黑框警告应横跨文档的全部宽度（2）使用与说明书中最常见且大小相同的字体或更大的字体（3）以粗体大写字母"警告"开头，字体不小于黑框警告其余部分使用的字体（4）将文本安排为一个连续的矩形，最小线宽为1.5 pt，如果增加线宽，边框宽度也需要增加，以保持可读性，建议正文的侧面至少留出4 pt的空间	2018年11月《黑框警告指南V1.0》	澳大利亚治疗用品管理局	https://www.tga.gov.au/sites/default/files/boxed-warning-guidance.pdf

3. 其他

（1）黑三角方案（black triangle scheme）：黑三角方案是欧洲药品管理局（European Medicines Agency，EMA）和澳大利亚治疗用品管理局（Therapeutic Goods Administration，TGA）对说明书中药物安全信息呈现的特殊要求。它是在其产品特性总结或说明书中包含一个黑色的倒三角，表明该药物处于额外的监控之下，适用于含新活性物质的所有药物或经批准后需要提供某些额外安全信息的药品或受安全有效使用条件或限制的药物（图 10-4）。

临床试验通常有严格的纳入标准和相对有限的参与者数量，这意味着新药物在患者人群中更广泛地使用后或现有药物以明显不同的方式使用时，通常会发现新的不良反应，一些不良反应可能非常罕见，以至于只有通过成千上万的人长时间服用这种药物才能被识别出来。许多不良反应是轻微的，但有些可能是严重的，甚至危及生命，故需要进行额外的监控。

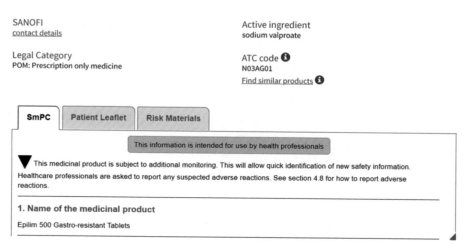

图 10-4　欧盟产品特性总结（说明书）黑三角方案示例

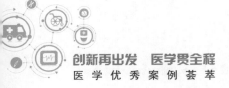
（2）Orbis 项目：Orbis 项目是美国 FDA 肿瘤卓越中心（Oncology Center of Excellence，OCE）发起的一个项目，为国际合作伙伴同步提交和审查肿瘤产品提供了一个框架。Orbis 项目的第一个行动于 2019 年 9 月 17 日美国 FDA 与澳大利亚治疗用品管理局和加拿大卫生部合作进行。3 个监管机构共同审查了该申请，允许 3 个国家同时做出决定。这种协作评审的目的是确定评审团队之间的监管分歧。但对于说明书，每个国家仍然依照自己的药品说明书或标签格式要求进行撰写和审批。

比较不同国家说明书黑框警告内容和形式的差异

当同一药物由同一制造商在不同国家上市时，说明书中黑框警告在各个国家说明书中的内容和形式也是不同的。

2017 年，Alshammari 在研究中筛选了美国和加拿大的相同厂商、相同药品的 100 个说明书，在这 100 个相同的说明书中，美国的药品说明书中有 37 个黑框警告，加拿大的药品说明书中存在严重警告及注意事项框的有 47 个（其严重警告及注意事项框类似于美国的黑框警告）。两个国家说明书中关于黑框警告的一致性占 66%。表 10-2 为美国、加拿大带有黑框警告的说明书数量占所有说明书数量的比例，其中在皮肤科用药类中，美国的说明书上没有黑框警告，但加拿大的部分产品说明书上有严重警告及注意事项框；在抗肿瘤药和免疫调节用药中，两个国家对于黑框警告或严重警告及注意事项框的一致性占 62%。

表 10-2　带有黑框警告的说明书数量占所有说明书数量的比例（节选）

治疗领域　／　说明书数量	皮肤科用药 $n=7$	一般抗感染系统用药 $n=12$	抗肿瘤药和免疫调节用药 $n=21$	神经系统疾病用药 $n=16$	感觉器官疾病用药 $n=8$	…	所有治疗领域 $n=100$
美国	0	42（5）	52（11）	44（7）	0	…	37（37）
加拿大	29（2）	42（5）	81（17）	50（8）	0	…	47（47）
美国 +/ 加拿大 +	0	42（5）	48（10）	38（6）	0	…	31（31）
美国 +/ 加拿大 –	0	0	5（1）	6（1）	0	…	7（7）
美国 – / 加拿大 +	29（2）	0	33（7）	13（2）	0	…	17（17）
美国 – / 加拿大 –	71（5）	58（7）	14（3）	44（7）	100（8）	…	35（35）
一致 *	71（5）	100（12）	62（13）	81（13）	100（8）	…	66（66）

　　注：数字表达为说明书数量的占比（%）；美国，指美国的说明书；加拿大，指加拿大的说明书；+ 表示带有黑框警告的说明书；– 表示没有黑框警告的说明书；* 在美国和加拿大同时带有黑框警告的说明书和在美国或加拿大同时没有黑框警告的说明书的总和。

关键点与小结

　　黑框警告出现的目的是为了更加安全地使用药物，提醒医生和患者合理用药。虽然黑框警告涉及的内容如，不良反应、注意事项等均已包含在说明书其他项下，但黑框警告不是简单的重复或者赘述，其目的在于进一步强调和强化重要的药物安全性信息，提醒医生和患者应在合适的人群中使用药物，在用药过程中仔细监测，谨慎使用特定的伴随治疗，或者添加另一种药物或以特定方式管理患者，通过这些措施来预防或减少药物的严重不良反应的频率或严重程度。同时医生在给患者用药时还要综合考虑患者个体的风险和获益比，决定是否用药，并保证患者和患者家属的知情权。

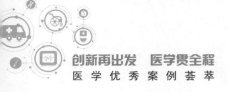

不同国家、地区药政管理局对于黑框警告的要求不尽相同，其中以美国 FDA 的指南相对详细、规范。目前中国有关说明书黑框警告的法规和指导原则正在不断更新完善中，药企愿与业界同行一起，借鉴美国 FDA 的指南内容，结合中国需求与特点，与国际接轨，尽可能地提供准确、充分、全面、清晰的药品安全信息，力求最大限度地确保用药的安全性和有效性，也希望能为中国创新药和好药立足中国、走向世界提供保障。

案例解读与展望

不同国家、地区药政管理局对于黑框警告的要求不尽相同，其中以美国 FDA 的指南相对详细、规范。目前中国有关说明书中黑框警告的法规和指导原则正在不断更新完善，药企愿与业界同行一起，借鉴美国 FDA 的指南内容，结合中国需求与特点，与国际接轨，尽可能地提供准确、充分、全面、清晰的药品安全信息，力求最大限度地确保用药的安全性和有效性，也希望能为中国的创新药和好药走向世界提供保障。

➡ 经典启示

随着中国创新药事业的蓬勃发展，中国的创新药和好药如何立足中国、走向世界，如何与国际接轨，如何满足不同药政部门的审批要求都是药企必须面对的挑战。学习理解不同国家的指南、满足不同国家说明书的要求，特别是黑框警告部分的要求非常重要。这是药企和药监部门需要共同考虑的问题。

参考文献

[1]ALSHAMMARI T M，DEVADASU V R，RATHNAM R P.Comparison of the safety information on drug labels in three developed countries: the USA，UK and Canada. Saudi Pharmaceutical Journal，2017，25（8）：1103-1107.

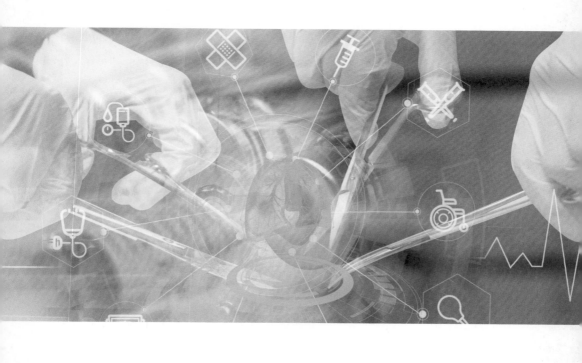

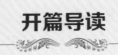

开篇导读

乙型肝炎病毒（简称"乙肝"）（hepatitis B virus，HBV）感染仍然是全球卫生保健面临的一个重大挑战。据世界卫生组织估计，2015 年全世界有 2.57 亿人（占总人口的 3.5%）是慢性乙型肝炎病毒感染者。在中国，HBV 感染的患病率为 5% ~ 7.99%，其中 90% 以上的 HBV 感染人群为 20 岁以上的成年人。

乙型肝炎病毒再激活（hepatitis B virus reactivation，HBVr）是指在无活动性或消退的乙型肝炎患者中 HBV 复制的突然增加。乙肝再激活可以自发发生，但通常由免疫抑制（immunosuppression，IS）疗法、化疗和免疫功能抑制引发。HBVr 可导致严重的疾病或死亡，但是处于风险中的患者，在给药前的筛查阶段被识别，并根据指征给予预防用药，则可以预防其发生。

本案例就 HBVr 的定义、发病率、临床表现、危险因素及预防措施进行阐述。

11

恶性血液病患者接受靶向免疫抑制
治疗时的乙型肝炎病毒再激活

金晓琨　陈立朋　杨晓燕

简介

HBVr 是一种综合征，其特征是在先前已消退的 HBV 患者中再次出现 HBV，或在先前处于稳定期的慢性乙型肝炎（chronic hepatitis B，CHB）患者中 HBV 病毒复制增加。HBVr 可发生在各种临床环境中，通常是在免疫抑制状态或免疫抑制治疗的背景下。HBVr 在血液恶性肿瘤（hematological malignancy，HM）患者接受化疗和造血干细胞移植后最常报道。近年来，靶向治疗的使用（单克隆抗体治疗）提高了 HM 疾病的有效治疗。然而，这些具有 IS 效应的靶向治疗可能会引发 HBVr。HBVr 的发生与 HM 的免疫抑制治疗相关，正在成为当前或先前暴露于 HBV 感染的患者发病和死亡的一个重要原因。

定义

HBVr 的定义在不同的指南中有所不同（如美国肝病研究学会、亚太肝病研究协会、美国胃肠病协会、欧洲肝病学会），但总体而言是相似的。当患者因疾病接受免疫抑制剂治疗时，HBVr 体现为 HBV 免疫系统的

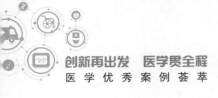

失常，表现为 HBsAg 阳性、抗 HBc 阳性或 HBsAg 阴性、抗 HBc 阳性。根据亚太肝病研究协会指南，乙肝病毒再激活定义为：先前处于疾病稳定期或检测不到 HBV-DNA 的患者，HBV 复制显著增加（HBV-DNA 在基线基础上升高 > 100 倍，基线未检测到 HBV-DNA 的情况下出现 HBV-DNA > 100 IU/mL），或缺失基线 HBV-DNA 数据的患者，检测到 HBV-DNA > 10 000 IU/mL。

临床表现

乙肝病毒再激活的发病时间取决于宿主状态、基础疾病和 IS 治疗类型。它可能在化疗开始后的前 2 周内发生，也可能在 IS 停止治疗后 2 年内发生（如利妥昔单抗）。

临床上，HBVr 表现为：①隐性再激活，病毒载量升高而无明显肝炎症状。② HBV 相关性肝炎，病毒载量升高和有临床、生化或组织学肝炎的证据。③暴发性肝衰竭，病毒载量升高伴肝合成功能障碍，如脑病和凝血病。

发病率

HBsAg- 阳性并接受血液系统恶性肿瘤治疗的患者患 HBVr 的风险较高（24%~88%，中位数 50%）。据报道淋巴瘤患者 HBVr 的发生率在 20%~73%，这可能与经常使用抗 CD-20 药物（如利妥昔单抗）治疗有关。

风险因素

CHB 是 HBV、肝细胞和宿主免疫细胞之间动态相互作用的状态。乙肝病毒再激活的关键危险因素大致可分为 3 类：①宿主因素。②病毒学因素。③免疫抑制剂的类型和程度。

（1）宿主因素包括性别、年龄、有无肝硬化和需要 IS 的疾病类型（如淋巴瘤）。与其他接受免疫抑制剂药物治疗的疾病相比，血液系统恶性肿瘤患 HBVr 的风险更高，不同的血液系统恶性肿瘤可能有不同的 HBVr 风险。淋巴瘤（尤其是弥漫性大 B 细胞淋巴瘤）的数据似乎表明，与其他 HM 相比，该疾病组患 HBVr 的风险最高。然而，这一观察结果可能存在偏倚，因为大多数关于 HM HBVr 的数据来自于淋巴瘤研究。

（2）与再激活风险增加相关的病毒学因素包括高基线 HBV-DNA 水平、乙肝 e 抗原阳性和 CHB。

（3）目前已广泛接受的观点是不同种类的 IS 药物诱发 HBVr 的风险不同。众所周知，一些较老的药物可以直接作用于特定的启动子以诱导 HBVr，如皮质类固醇和蒽环类药物。抗 CD-20 单克隆抗体（如利妥昔单抗和新上市的 obinutuzumab、奥法木单抗）和其他单克隆抗体也存在 HBVr 风险。其他几个新引入的药物，包括治疗 HM 的生物药和靶向药，如来那度胺、苯达莫司汀、伊马替尼、达沙替尼、硼替佐米、卡非佐米、罗米地辛、替西罗莫司、伊布替尼和磷脂酰肌醇 -3 激酶（PI3K）抑制剂、BCL2 抑制剂是通过不同的机制和不同的途径干扰免疫系统，且已有 HBVr 报告。

预防

几个专业协会已经发布了乙型肝炎病毒再激活的筛查和治疗指南。除了细微的差别外，总体原则仍然成立（图 11-1）。

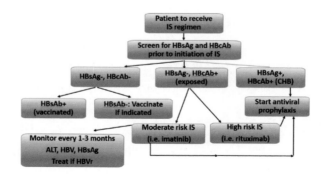

图 11-1　HBV 在激活患者筛查和管理建议

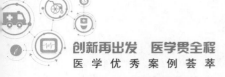
案例解读与展望

由免疫抑制剂引起的 HBVr 可以威胁生命；然而，幸运的是 HBVr 在很大程度上是可以预防的。如果有风险的患者在筛查中可以被识别，并采取恰当的治疗策略，则可避免 HBVr。应基于患者风险大小，考虑选择合适的预防治疗方案。目前，临床建议大多基于我们对 HBVr 的理解、观察性研究结果及对预防的少量研究。预防方法很容易推广，但是考虑到 HBVr 的复杂性和围绕其管理的许多问题，在决定何时停止治疗，以及如何在预防前或预防期间监测患者病情是难点。建议今后进一步完善 HBVr 的管理工作。

→ 经典启示

HBV 慢性感染者存在 HBVr 的风险。HBVr 可以自发发生，但大多数情况由癌症化疗、使用免疫抑制剂或对免疫系统有影响的药物引发。HBVr 可以引起急性肝炎，进而导致严重后果，如肝衰竭或死亡。HBVr 的严重程度取决于抗病毒治疗是否及时。我们需要更加关注 HBV 何时发生、怎样发生及如何预防和管理。

参考文献

[1]Global hepatitis report，2017.Switzerland：World Health Organization，2017.

[2]WANG H，MEN P X，XIAO Y F，et al. Hepatitis B infection in the general population of China: a systematic review and meta-analysis. BMC Infectious Dis，2019，19（1）：811.

[3]TERRAULT N A，LOK A S F，MCMAHON B J，et al. Update on prevention，diagnosis，and treatment of chronic hepatitis B: AASLD 2018 hepatitis B guidance. Hepatology，2018，67（4）：1560-1599.

[4]SARIN S K，KUMAR M，LAU G K，et al. Asian-Pacific clinical practice guidelines on the management of hepatitis B: A 2015 update. Hepatol Int，2016，10（1）：1-98.

[5]REDDY K R，BEAVERS K L，HAMMOND S P，et al. American gastroenterological

association institute guideline on the prevention and treatment of hepatitis B virus reactivation during immunosuppressive drug therapy. Gastroenterology, 2015, 148（1）: 215–219.

[6]European Association for the Study of the Liver. EASL 2017 Clinical Practice Guidelines on the management of hepatitis B virus infection. J Hepatol, 2017, 67（2）: 370–398.

[7]LOOMBA R, LIANG T J. Hepatitis B reactivation associated with immune suppressive and biological modifier therapies: current concepts, management strategies, and future directions. Gastroenterology, 2017, 152（6）: 1297–1309.

[8]ANTHONY MYINT, MYRON J. TONG, SIMON W. BEAVEN. Reactivation of hepatitis b virus: a review of clinical guidelines. Clinical Liver Disease, 2020, 15（4）: 162–167.

[9]TAVAKOLPOUR S, ALAVIAN S M, SALI S. Hepatitis B reactivation during Immunosuppressive therapy or cancer chemotherapy, management, and prevention: a comprehensive review–screened. Hepat Mon, 2016, 16（4）: e35810.

[10]KUSUMOTO S, ARCAINI L, HONG X, et al. Risk of HBV reactivation in patients with B–cell lymphomas receiving obinutuzumab or rituximab immunochemotherapy.Blood, 2019, 133（2）: 137–146.

开篇导读

中国慢病患者人数众多，但目前患者对此类疾病的认知不足，自我管理差，诊疗效果不理想，且患者家属对疾病的认知及重视程度有待提高。临床医生受限于时间、精力及疫情反复等因素，对患者教育开展存在诸多限制。应该借助互联网技术发展，借助网红医生，即数字健康意见领袖（digital opinion leader，DOL）的影响力，借助微博、抖音、B 站等多个社交平台来发表患者教育科普视频及文章，加强患者自我管理意识并增长知识，解决医生痛点，增加患者获益。

12

DOL 助力新时代患者教育

郭乌兰　王冰洁　张子川　柳云　冯蕾

以患者为中心的重要性及慢病管理的痛点

2021 年 7 月 2 日国家药品监督管理局药品审评中心发布《以临床价值为导向的抗肿瘤药临床研发指导原则》的征求意见稿，该指导原则强调以患者需求为导向，倾听患者声音，可见以患者为中心在药物研发中的重要地位，是企业得以发展的基石。

患者层面，我国地域广泛，人口众多，人员结构复杂，患者普遍存在着医学知识薄弱、缺乏早诊早治意识、依从性普遍较低的问题；且慢病病程长，并发症多，不同患者所处阶段不同，治疗方案不同，进而增加了疾病管理的难度。如何开展有效的患者教育，增加患者认知，成为慢病管理的关键影响因素。医生层面，我国医疗资源紧缺，医生日常工作繁忙，受限于门诊或病房有限的时间，患者虽能受到有效的医疗干预，但对于患者的身心关爱及患者教育，临床医生则分身乏术，难以兼顾。

网红医生出现，受到多方关注

患者是医疗保健专业人员的"存在理由"。一方面，越来越多的患者在考虑就诊之前首先在社交平台中寻找医生。在中国潜在消费者习惯的推

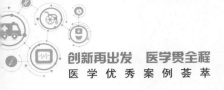

动下，并与高度进化的算法相关联，对健康相关视频的需求正在飙升。在这些平台中，抖音等短视频平台正逐渐成为患者和医生的首选。超过90% 的患者正在观看与健康相关的视频，其中一半人愿意为内容付费。另一方面，超过 90% 的医生对创建视频内容感兴趣，因为与传统的书面内容相比，他们制作视频的时间要少得多，在算法的不断优化下，可以精准推送内容，让更多的患者方便地获得疾病相关的视频推送。在平台和患者的支持下，一些医疗保健专业人员开始成为新的 DOL，在公众和同行中具有越来越大的影响力。新一代 DOL 每天都在影响着成千上万患者及其家人的生活。很多新兴的 DOL 已经接近 50 万名粉丝。

DOL 是随着社交平台兴起涌现出的新的医生群体，他们除了自身专业背景良好、就职于各大三甲医院外，通常还热衷于公益，不惜牺牲时间和精力进行患者科普工作，在自己的社交账号上有一定的患者或其家属作为粉丝基础。

基于对 DOL 的信任，患者现在掌握了知识并能够做出更明智的选择，从而提高了对治疗决策的接受度、依从性和治疗结果。对于慢病患者尤其如此。基于 DOL 的网络影响力，利用互联网平台进行患者教育将会大大提高慢病患者的疾病认知、自我管理，进而改善患者的临床结局。

目前，行业逐步重视以患者为中心的整体策略，在疫情反复、患者就诊不便、临床医生工作繁忙的背景下，医学部开展的 DOL 项目，力求帮助医生进行患者教育，提高患者的疾病管理意识，提高患者认知及依从性，增加医疗知识的有效传播。本着以患者为中心、为患者考虑、切实满足患者需求的核心目的设置内容，在 DOL 项目上线后 1 个月，各平台视频点击率突破 80 万，可见患者对于疾病知识的渴求和关注，DOL 不仅解决了医生对患者教育的痛点，也让患者实实在在获益。

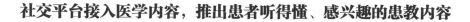
社交平台接入医学内容，推出患者听得懂、感兴趣的患教内容

DOL 项目是围绕着心力衰竭和静脉曲张两个临床常见疾病，拆解疾病专业知识壁垒，将晦涩难懂的专业知识转化成风趣幽默的科普小视频，利用茶余饭后的闲暇时间，患者就可以完成自我学习，降低了医学专业知识的理解难度和传播成本，上线短短 1 个月，不仅点击量激增，DOL 的粉丝数量也成倍提高。

在确定 DOL 项目后，首先，要考虑的是 DOL 的选择，如何能找到一位既专业，又有影响力的医生呢？医学联络官（medical science liaison，MSL）通过日常的专家拜访及管理，已经掌握了自己区域内通过互联网手段进行科普教育的专家，通过区域专家提名，建立了 DOL 库，可熟悉各位专家的擅长领域，患者基础及平台粉丝量，通过日常平台及公众号的跟踪，筛选出与 DOL 目标匹配的专家。其次，三方平台选择，虽然入选的专家具有一定的粉丝基础，但是想要进一步增加影响力，还是需要在视频制作、标题设计、封面设计、发布时间等方面有经验的团队操作。根据行业情况及项目积累，筛选出有经验的供应商，为专家拍摄制作发布视频，为下一步理想的播放量打下了基础。

无论如何包装，患者教育的核心还是内容，如何确定有趣、有意义的视频，是视频制作的关键。心力衰竭是各种心脏疾病的严重表现或晚期阶段，需要专科医生系统治疗，有着反复发作、病情严重、危及生命的特点，其疾病本身科普难度大，专业性强。2003 年的流行病学调查显示，我国 35~74 岁成人心力衰竭患病率为 0.9%，推测我国心力衰竭患者有 890 万之多，死亡率和再住院率居高不下，给患者和国家造成沉重经济负担，尽管心血管领域涌现了新的治疗药物及器械，但心力衰竭的预后仍然堪忧。患者缺乏自我管理的知识和技巧是心力衰竭反复住院的重要原因之一。通过教育能够提高患者的自我管理能力和药物依从性，有助于改

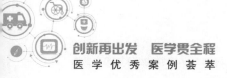

善生活方式。患者教育的内容涵盖心力衰竭的基础知识、症状监控、药物治疗及依从性、饮食指导和生活方式干预等。结合心力衰竭患者疾病特点及慢病管理难点，MA 以心率管理为突破口，因其监测简单易行，且心率增快是心血管疾病的独立危险因子，贯穿心力衰竭发生发展始终，已成为心血管病心力衰竭治疗的重要靶点。《2018 年中国心力衰竭诊断和治疗指南》将静息心率降至 60 次 / 分左右作为慢性稳定性心力衰竭患者心率管理的目标。良好的心率控制可以改善心力衰竭患者预后。心率是心力衰竭管理的一项重要指标，有利于患者监测，便于患者自我评价，提高患者对心率管理的意识，可以促使患者及时发现问题、及时就诊，从而提高患者依从性及自我管理能力。通过轻松而有趣的标题，如"心力衰竭患者要当心，心跳加速需就医""心跳快慢有名堂，控制心率保健康"，提升关注度和点击率。其后，就心力衰竭并发症、心力衰竭药物治疗副作用等患者经常遇到的问题展开拍摄多组视频，切实解决心力衰竭患者治疗困惑。心力衰竭的 DOL 项目，共计拍摄 8 期视频，视频 1 个月内播放量突破 64 万。DOL 项目不仅提高了患者对心率管理的疾病认知，还使专家的粉丝成倍增长，实现患者与专家双赢，同时搭建了与专家沟通的良好平台。

对于静脉曲张疾病，我国患病率高达 8.89%，多达 1 亿患者，只有加强疾病早诊早治，增强患者的疾病管理意识，使患者在早期接受有效治疗，才能有效延缓疾病进展。我们选择了与一位就职于国内某三甲医院血管外科医生合作，他入选了 2020 年人民好医生之"科普传播 – 新锐人气典范"的青年 DOL，活跃在抖音、微博等社交平台，定期推送静脉曲张科普视频，已有近 50 万粉丝基础。在和医生讨论后，我们确认制作 5 期视频，分别介绍静脉曲张的病因、危害、治疗，全面的对静脉曲张进行了宣教。视频上线后，不仅成功科普了静脉曲张的基础知识，还提供了患者自我管理的工具。视频上线 1 个月内总播放量突破 28 万。在视频下方，收获很多患者的感谢及反馈留言，有的患者说看了视频才知道自己下肢静脉曲张原来是病，不只是影响美观，还需要就医，非常感谢医生；也有患者说通过视频知道自己所属疾病分期，不盲目恐慌，配合治疗还可以有效控制，增加了治疗信心。通过 DOL 项目，公司与医生建立了更多的联系，让医生看到了公司以患者为中心的初衷，增强了与公司合作的意愿，并愿意推荐其他医生与公司合作。

在业内，DOL 项目获得了患者关爱项目"最佳创意奖"，同时获得了行业普遍认可，提升了公司口碑（图 12-1、图 12-2）。在公司内部，总部将其列为全球优秀案例，号召其他国家学习中国的成功经验，学习中国在创新及利用互联网新技术加强患者教育触达及趣味性。通过 DOL，提升了中国医学部在全球的影响力。未来，我们会结合医疗形势的变化，对DOL 项目进行升级，引入更多新的形式，继续突破创新，为患者提供更多优质内容。

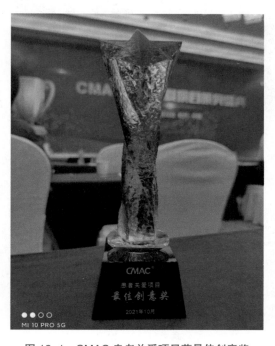

图 12-1　CMAC 患者关爱项目获最佳创意奖

DOL Digital patient education for better Life
借助DOL (digital opinion leader) "心力衰竭领域获得64W+完播率，静脉领域28W+

◆ 价值

生动有趣的医学故事
诠释心力衰竭患者心率控制的重要性
诠释静脉曲张的病因、危害、治疗，
全面对静脉曲张进行宣教

◆ 平台

◆ 完播率

8期心力衰竭视频总播放量64W+
5期静脉曲张相关视频28W+

医学术语太难懂，
讲个故事给您听

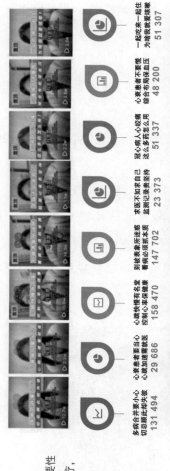

| 多病合并重心心 切忌讳此却失败 131 494 | 心衰患者要当心 心跳加速需就医 29 686 | 心跳慢慢有名堂 控制心率保健康 158 470 | 别被表象所迷惑 看病必须抓本质 147 702 | 求医不如求自己 监测记录靠坚持 23 373 | 冠心病人心绞痛 这么多药怎么用 51 337 | 心衰患者不要慌 综合布局保血压 48 200 | 一起来一起住 为健康放宽心嗽 51 307 |

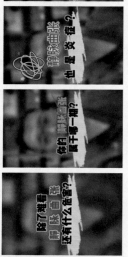 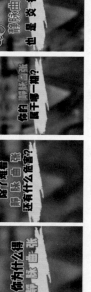 

| 你为什么得 静脉曲张 12W+ | 除了难看 静脉曲张 还有什么危害? 6W+ | 你的脚腿肌张 重于哪一期? 3W+ | 静脉曲张 也是炎症? 5W+ | 静脉曲张手术 可以立等见影公么? 2W+ |

图 12-2 DOL项目

案例解读与展望

随着互联网时代到来，科技赋能的基础上，如何利用科技，利用各种手段和形式开展患者教育是每个医学人要思考的问题。中国的各大社交平台蓬勃发展，已经具有领先的优势，在互联网医疗，DOL发展的时代，我们要把握机会抓紧布局，从患者需求出发，做大众听得懂，随时听得到的患者教育。

患者教育要以疾病为中心，从提升患者疾病认知入手，提高患者对疾病的了解和自我关注，提升就医意识，争取早诊早治，从而改善患者预后。

➡ 经典启示

（1）DOL的特色是用简单幽默的语言讲解疾病管理知识，进行患者教育。

（2）利用互联网平台，方便患者随时随手学习。

（3）选择合适的专家，从患者需求的角度切入是成功的关键。

参考文献

[1] 中国医师协会心力衰竭专业委员会，国家心血管病专家委员会心力衰竭专业委员会，中华心力衰竭和心肌病杂志编辑委员.伊伐布雷定临床应用中国专家共识.中华心力衰竭和心肌病杂志，2020，4（2）：84-91.

[2] 中国心血管健康与疾病报告编写组，胡盛寿.中国心血管健康与疾病报告2020概要.中国循环杂志，2021，36（6）：521-545.

[3] 黄佃，李晓强.静脉活性药物在下肢慢性静脉疾病治疗中的应用.临床药物治疗杂志，2021，19（10）：1-7.

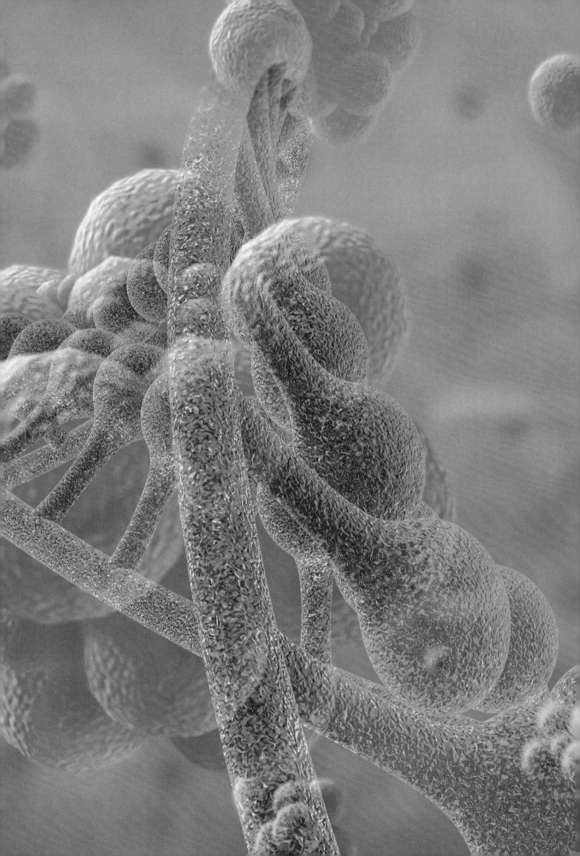

医学沟通与教育
——找对 KOL

开篇导读

医学信息部门作为一个"花钱"的部门，随着这几年线上媒体的发展，其部门预算也是水涨船高。大家都知道新媒体传播有价值、有意义，但却没有标准化指标和系统来量化地证明这一点。申请预算时，对于项目价值只能泛泛而谈；制订关键绩效指标（key performance indicator，KPI）时抓瞎；到了年终总结时，面对大量的数据又无法解读背后的意义。如何建立新媒体效果评估体系以评价费用投入的合理性是各家药企乃至所有涉及新媒体宣传行业所需要共同探索的问题。

13

搭建新媒体效果评估体系，
让线上传播活动的钱花得更有价值

颜爱竹

新媒体时代迎来"拐点"，建立线上传播效果评估机制迫在眉睫

近年来，随着互联网的迅速崛起和成熟，各大药企也开始逐步习惯了将线上途径作为攻城略地的重要战场之一，进入群雄逐鹿时代。一个个你方唱罢我登场，各种线上活动层出不穷。然而，当下及未来的场景与前几年的"蛮荒时代"是截然不同的。

前几年钱说花就花，往往只追求方向正确，不需要提交效果证明。这主要是由于前几年医药学领域的新媒体还处在快速发展的过程中，各大药企一方面在抢占线上地盘；另一方面也着实是在帮助新媒体行业共同发展，两者的关系更类似于共同建设、共同成长。但是，随着新媒体行业的成熟，原本并肩而行的伙伴开始出现"嫌隙"。

当下，医药新媒体的头部账号已基本形成，流量的增量红利时代已过，在存量竞争的市场中，每个用户的时间是有限的，因此，"马太效应"非常明显，流量日趋向头部账号集中（根据《2021 中国医生洞察报告》，医生微信账号的阅读量、在看量在头部账号和尾部账号上存在明显差距，Top 1 账号的平均阅读量达 Top 10 账号的 3 倍以上）。在头部新媒体手握

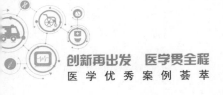
大量流量资源后，曾经的药企合作伙伴也逐步成了"被收割"的一方。

简单来说，就是线上传播渠道越来越贵，即便是传媒报道型公关文、事件营销等新媒体素材的投放，一篇通稿发布约为 2000 元（知名记者或写手的价格高得无法纳入常规评估），而新媒体投放刊例价就更不用说了。大家笑侃某作者 68 万一篇广告软文的报价，但殊不知在医学媒体上，也有有过之无不及的头部报价——某平台单图文消息价格高达百万。

线上传播纵然重要，但药企也不愿意被新媒体巨头裹挟，为人鱼肉。各药企在经过几年的摸索与尝试后，早已初步积累了一些对于线上传播的认识和理解，开始进入更为精细化的效果评估管理，制订相关考核指标用以评价费用投入的合理性，逐步进阶到"所有不谈效果的传播都是耍流氓"。毕竟投了钱，总不能只听一个响，至少也该知道这个钱花得值不值。有了效果评估，我们才知道这种线上传播方法好不好，投入产出比是否划算？是应该减少投入还是应该追加投入？

理想是丰满的，现实是骨感的，要建立这一完整的评价体系又谈何容易。百年前百货商店之父约翰·沃纳梅克就曾发出感叹：我知道我花的广告费有一半浪费了，但是麻烦的是我不知道是哪一半。时至今日，大环境依旧如是。

在建立效果评估的过程中，各家公司都是在摸着石头过河。我们看到既往有大量快消公司作为新媒体玩法的先驱，投入了大量人力、物力、财力做这件事情，似乎获得了一些成效：将投入与销量转化进行了一定程度的绑定评估。但医药行业是特殊的，限于严格的政策管控，很多话不能说，很多行为要合规，特别是涉及患者行为数据的收集，所以，所有线上传播都要对销量转化进行落地评估在医药行业是不可能的。难道说线上传播的效果就完全不能评估吗？答案显然不是的。下面就为大家分享下我们在该领域的一些思考及探索经验。

山重水复疑无路？柳暗花明又一村！跳出误区，评估机制的建立便豁然开朗

　　首先需要跳出的一个误区是，线上传播并不是只有促成了成交或销售的才有价值，需要进行多维度的评估。我们借鉴获取－激活－留存－获利－推荐（Acquisition– Activation– Retention– Revenue– Referral，AARRR）模型，并基于医药学新媒体的特点进行演化，可以看到其实各个层级都有相关指标可以参考（图 13-1）。

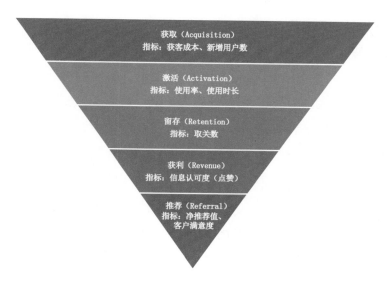

图 13-1　各层级的相关参考指标

　　举个例子，我们做了一场某个疾病领域产品前沿进展的专家解读线上直播，这个我们肯定没法跟踪对于销量的直接促成作用，那难道就能说整个活动意义不明，无法进行效果评估吗？医生在参会的过程中，听到了我们产品的名字，增加了对产品的知晓度是一种价值；本来只知道产品可以治疗疾病 A，现在了解到还可能治疗疾病 B，提升了产品未来应用的可能性也是一种价值；医生在参会的过程中发现产品的前沿进展很多，直播结

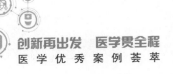

束后主动在其他场合进一步分享传播更是一种价值。各种各样形式的价值
有很多，这看似摸不着的价值实则是共同组成这场直播的意义。关于这些
点，医学人心里或多或少也都知道，只是既往只停留在想想而已的阶段，
没有进一步思考并制订出合理的量化指标。在跳出了"只有促进销售才能
计算投入产出"的这个误区后，我们就会发现，实际上可以考核量化线上
传播效果的指标是很多的，而这些指标一旦统一量化分析，就可以横向拉
平对比分析出到底哪个线上传播活动效果更好，更值得投入。下面我们就
逐一为大家介绍下我们常用的量化指标。

（一）站内曝光量

站内曝光量是起初大家最常用的指标，主要包括：页面浏览量（page
view，PV）、独立访问用户数（unique visitor，UV）等。这一指标的优势
在于方便，无论是微信公众号软文投放还是网站直播发布，至少 PV 这个
最基础的数据都是有的，所以，可以一次性简单地把线上活动归纳为"覆
盖人次"，即活动触达了多少人。一般在投放前，我们会充分调研拟投放
微信公众号 / 网站 / 应用程序（application，APP）的粉丝数 / 日活跃度 /
月活跃度，以及用户属性、不同位置的曝光度和点击率、投放周期等各种
维度，然后在调性匹配的渠道中进行合作，以确保被投放的人群与目标客
户基本是匹配的。所以，在数据真实的前提下，"站内曝光量"这一指标
基本就约等于我们实际触达了多少潜在客户。但是，这一指标的弊端也非
常明显：在客户面前获得了展示并不代表对客户产生了的影响，冰冷的数
字不会告诉我们一场直播背后有多少人是开着视频却不观看的。

（二）站内互动数据

站内互动数据，主要包括点赞数、评论数、转发量、关注数等。这些
指标的数据与"站内曝光量"不在一个量级上，数值比较小，所以有人会
觉得不重要，是很容易被忽视的指标。但实际上，这些指标却可以很好地
反映线上传播的质量优劣，体现此次活动客户在其中的参与度，提示我们

对客户的影响。例如，恩维达上市新闻发布会的医学解读软文在某平台上的 PV 有 1.9 万 +，点赞是 115；那么赞比率 =115/19 000=6‰，而对比其他发布文章的赞比率一般在 2‰左右，表明该文章内容在客户中的认可度比较高。类似地，两场直播在站内曝光量近似的情况下，点赞数和评论数若存在明显的差异，那么显然互动更为活跃的那一场效果是更好的。至少表明客户真的认真听了直播的内容，否则肯定是互动不起来的。而这一点正是我们更希望达到的目的——让客户听进去，而不是让客户听到。因此，我们在制订效果评估体系的时候，不能因为这些数据的数值小而直接忽略，应当纳入考量并适当增加权重进行倾斜。

但是，无论是站内曝光量还是站内互动数据，都存在一个致命缺陷——说服力。因为 PV、UV、点赞数、评论数，只要在站内，都可以作弊。甚至说，没有一项不是作了弊的。现在平台"刷数据"的行为基本可以说是业内"心知肚明的潜规则"了，被粉饰的数据有多少水分，即便是平台自身也很难说得清。所以，站外数据也必须纳入评估，而对于更为大型的活动，则需要设立额外的考核机制。

（三）站外二次传播

站外二次传播是指活动或资讯在站内发布后，传播过程没有结束，又在站外转化为另一种传播方式继续发挥传播作用。这种转化后的形式主要包括转载、引用、感悟、舆论等。举个简单的例子就是：一个家庭成员从报纸上得知某一感兴趣的消息后，他的家人也会知道，因为只要这条消息足够有意思，那么他便会津津乐道地进行分享和转述。从这里可以看到两点非常重要，一是二次传播是一种无须投入的自发性传播；二是发生二次传播的重点在于内容足够优质或者足够打动人。基于这两点，在我们制订效果评估机制时，必须把该指标考虑进来。

在移动互联网环境下，每一个人都可以是信息的线上传播方或中转站，所以，优质内容的二次传播效应是无穷的，少则几何级增长，多则病

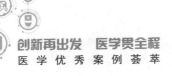

毒式传播。站内发布后，越是频繁地被其他网站所抓取、转载或引用，甚至相关话题冲上热搜，越表明原始活动或资讯的影响力强，体现的是传播的热度价值及宣传的实际影响范围。

由于二次传播的本质是一种自发性传播，因此较难通过人为手段进行造假作弊，相比于站内数据而言，是一个相对更真实可信的指标。所以，在搭建评估体系的时候，站外二次传播这一指标的权重，最好不低于站内指标。同时，二次传播指标还有另一个好处在于我们可以通过观察二次传播主体的属性及行为，反向了解原始活动或资讯所设定的传播目标是"正中了"客户还是"打偏了"。例如，一篇发布于某医学媒体的共识解读获得了另一更高级别医学媒体的转载（如央媒系），那么方向性是很对的；而相反的，若其他医学媒体均未转载，而财经媒体却进行了引用，则表明原始内容在制作过程中的实际侧重与预期目的是有偏差的。当然，虽然与目的有偏差，但这样的二次传播对公司同样也是具有价值的。所以，在该指标的应用上，我们一般会根据二次传播主体的类别给予不同的系数，即：级别或权威性高的二次传播主体拥有更高的系数、与目标人群一致的二次传播主体同样拥有更高的系数。

但该指标也不是万般皆好的存在，其最大的局限性在于数据采集相对困难。它不像站内数据直接就是在那里的，即便有的页面上没有显示出来，但媒体方后台都有记录，可以问对方进行调取。由于二次传播的不确定性，通常需要在一次投放后的一段时间内，通过人工手动检索来发现该活动被哪些媒体进行了转引。虽然，现在也有少数舆情工具可以使用，但总体还是较为耗费人力，特别是公司负责对外媒体的部门，通常每月的投放量是比较大的，如果所有投放都要跟踪二次传播情况的话，就会形成巨大的工作量。以上指标评估的都是单次发布的情况。基于几大指标建立符合公司要求的评估体系后，用总投入除以总效果就可以横向对比不同活动的性价比，了解哪些活动值得进一步投入，哪些活动在总预算有限的情况下，需要缩减投入或优化。

当然，随着精准推送系统的兴起，部分 APP 可以协助我们精准地筛选出符合我们目标人群的对象进行点对点精确推送，并且后台可以直接看到用户是否进行了阅读，阅读时长有多久等数据，同时，结合新兴广告的收费模式产生了更为明确的收费标准，例如，按千次曝光收费（cost per mille，CPM）、按广告点击收费（cost per click，CPC）等。不过，此类评价一般自成另一套体系，也相对明确，此处便不展开细说。

（四）其他监测指标

除上述单次活动或推送外，对于一些更为大型或者干脆本身自成系列的活动，我们其实有更多的手段来评价活动效果，一般是通过调研或数据埋点来更为直观地跟踪活动对客户的影响。这些指标是更具价值的，也是药企大老板们更喜欢看的，但相对应的，为了获取该数据，我们也要为此付出额外的成本。目前我们常用的监测指标包括观念的转变和行为的转变等，但有些项目我们也会根据实际情况制订其他指标，如洞见价值。

1. 观念的转变

要落地推动销售额的增长，其本质在于改变客户的处方行为，这种行为改变的前置条件就是客户的观念要先完成改变（使其接受对我们产品有利的观点）。所以，观念的转变是很核心的指标之一。这其中的价值，要比活动覆盖了多少潜在客户、有多少客户积极参与了我们的活动重要得多。所以，对于一些投入成本较高的系列线上活动，我们更希望可以明确了解做了这么多期的活动，对医生到底产生了什么样的观念影响。为此，我们一般会在整个活动中，嵌套多期调研来监测客户观念的变化。同时，对于此类活动，我们也一般更倾向于做成精准触达类型的。这样，一方面我们可以非常清晰地了解到每次活动实际上到底谁参与了，参与深度如何；另一方面也可以确保每次调研的是同一批人，确保调研结果的真实性和可信度（图 13-2）。

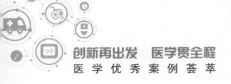

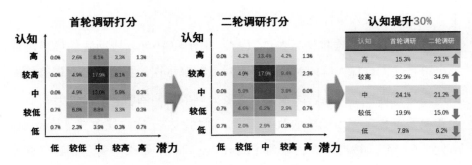

图 13-2　观念影响

2. 行为的转变

我们最希望的行为转变其实是处方的改变，但正如前面所提到的，在医药领域直接通过线上活动实现销量转化是非常困难的，然而，我们又的确非常关注客户的行为是否发生了转变这一点。因为毕竟从发生了"观念转变"到产生"处方改变"之间还有很长一段的路要走，所以，对于此类指标，我们一般通过"接受拜访""参加会议""成为讲者""申请样品"等指标作为替代性结果指标进行评价，也可以在一定程度上回答公司线上项目对客户行为转变所起的作用。与"观念的转变"这一指标类似，涉及以"行为的转变"作为考核指标的活动，我们一般也同样是选择精准触达类的。

3. 其他

正如 MSL 在拜访专家的过程中会收集信息并产生洞见（insight）一样，在获知客户线上观念和行为的线上活动中，也可以进一步进行深入分析，获得相关洞见。例如，发现某些医院潜在入药的可能、某些医生潜在提单的可能等，这些一旦和线下团队（MSL、销售、RPM 等）进行有效配合，将能够产生巨大价值。

除此之外，还有一些新兴的行业，可以凭借类似"虚拟 MSL"或"虚拟代表"的形式，通过线上拜访，促进销量的达成，但这已脱离了新媒体

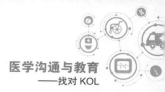

活动的范畴，属于营销范畴，故在本文不展开讨论。

案例解读与展望

　　以上是目前我们对于新媒体效果评估指标的一些理解与探索，希望能给大家带来一些启发。我们可以看到虽然药企在新媒体中投入的活动类型就这些，但每家药企实际活动或项目的侧重方向还是存在差异的。所以，如何基于公司的特点，在上述多种指标中筛选出适合自己的指标仍需要各家公司多去尝试。新媒体效果评估体系的搭建不是一蹴而就，希望大家最终都能摸索出最适合自己的那个"它"。

　　新媒体效果评估让人"又爱又恨"，即便当下公司对这块暂时还没有要求，未来也是必须推行的重要举措。每个涉足新媒体传播的医学信息人都应该走出"只有促进销售才能计算投入产出"的误区，把可用价值转变为量化指标，逐步筛选出适合公司项目的效果评估指标并搭建起新媒体效果评估体系。前期可能相对难且耗时，然而，一旦形成行之有效的评估体系，将能有效助力新媒体活动的选择并对更具性价比的预算分配进行指导。

➡ 经典启示

　　（1）新媒体无疑具有价值，但这些价值不能仅停留于文字描述上，应当进行量化。

　　（2）站内互动指标同样重要，不能因为数据量级较站内曝光量小很多而忽视。

　　（3）既要关注站内的数据，也必须看到站外的二次传播情况，以免偏听偏信。

　　（4）对于大型或成系列的活动，要设置与"转化"相关性更为密切的指标，如观念转变、行为转变等。

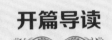

开篇导读

新型冠状病毒肺炎（以下简称"新冠肺炎"）疫情已持续蔓延 2 年的时间，让全人类遭遇了一场前所未有的公共卫生危机。在全球疫情持续流行、短期内难以缓解的形势下，打好新型冠状病毒疫情（以下简称"新冠疫情"）防控的持久战和探索最佳的疫情防控策略具有重要的战略意义。粤港澳大湾区作为国家重点发展地区，享有国家丰富、超前的政策和资金支持，其地理位置也具有优越性。作为中国与世界接轨的重要窗口之一，如何顺势而为，利用好粤港澳大湾区的地理优势和国家的政策红利，是各行各业重点探讨和关注的问题。由广东省预防医学会、暨南大学和上海复星医药联合发起的"粤港澳大湾区公共卫生科技创新联盟"，旨在实现中国内地与香港、澳门地区公共卫生和疫苗领域科研与学术交流合作常态化的同时，协助完成国际化、高水平的公共卫生人才储备的培养及健全公共卫生应急体制，规范中国内地与香港、澳门地区的新冠疫情防控策略，充分发挥粤港澳大湾区的地理优势和政策优势，打开中国与世界合作交流的窗口，并不断探索和推动未来与多学科领域的合作发展。

14

创新驱动，医学先行
——打造粤港澳大湾区疫情防控规范新名片

叶鹏凌　周嫄　韩金秀　李林　尹慧秋

一、项目背景——顺势而为

1.新冠疫情对全社会造成严重影响，有效的疫情防控刻不容缓

新冠肺炎大流行是全社会面临的严峻挑战，疫情的爆发不仅直接危害患者的身体健康，还间接增加社会医疗资源负担，对经济、工作、教育和社会生活等各个方面都产生了严重的影响。大湾区作为境外输入的一大"中转站"，需要有更加严格的疫情管控手段和机制。在后疫情时代（新型冠状病毒疫情过去后的时代），我们亟待探索更完善的粤港澳联防联控管理机制，逐步实现中国内地与香港、澳门地区信息的互联互通，规范三地健康码互认，同步疫情信息传播机制与疫情统计标准等工作具有重要的意义。

2.响应国家政策号召，助力《粤港澳大湾区发展规划纲要》推进

2019年2月，《粤港澳大湾区发展规划纲要》正式刊发，其作为国家的战略部署，在未来相当长一段时间内将引领和指导粤港澳三地深度融合发展。纲要提出的建设国际科技创新中心与塑造健康湾区的理念，旨在构建开放型区域协同创新共同体，加强产、学、研深度融合，打造高水平科

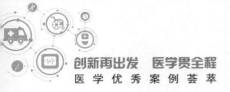

技创新载体和平台，优化区域创新环境，促进科技成果转化，加强医疗卫生合作。此外，粤港澳大湾区有创新产品先行先试的政策，通过推动大湾区中国内地医疗机构优先使用中国香港、澳门地区上市的药品、医疗器械体制机制，推动中国内地与香港、澳门地区医药产业融合发展。粤港澳大湾区公共卫生科技创新联合体的成立与这一思想主旨十分一致。

3. 中国香港、澳门地区是使用创新疫苗的先行者

2020 年 3 月 16 日，BioNTech 和复星医药宣布达成战略合作协议，双方将基于 BioNTech 专有的 mRNA 技术平台，将其开发并商业化针对新型冠状病毒的疫苗产品。2021 年 2 月 27 日，首批 mRNA 新型冠状病毒疫苗——复必泰™（即 BNT162b2，英文商品名：COMIRNATY™，由德国顺利抵达中国香港），该批疫苗分别供应中国香港及澳门地区。BNT162b2 疫苗是美国 FDA 正式批准的首款新型冠状病毒肺炎疫苗，主要用于 16 岁及以上的人群预防新型冠状病毒感染。目前中国香港、澳门地区已陆续接种并开展多项临床试验研究，在序贯加强及疫苗对新型冠状病毒变异株有效性等方面补充了更多的循证医学证据，为顺利推动中国内地接种使用提供更多的证据和保障。

二、凝聚起坚不可摧的强大力量——打赢疫情防控"阻击战"

疫情防控是没有硝烟的战争，虽然我国在防控方面成绩斐然，但是变异株的不断出现给疫情防控带来了巨大的挑战，我们必须提高警惕、严防坚守，找到最佳的科学疫情防控策略，这也是专家们亟须共同努力的方向。

一些困难的出现更寓示着大湾区项目的势在必行，只有多方合作才能实现共赢。在项目合作上，中国内地公共卫生学术领域专家与中国香港、澳门地区专家缺乏长期稳定的项目合作渠道，没有配套的系统来支持项目落地；在公共卫生投入与人才储备上，只有推动公共卫生专业人才培养才能长期支持公共卫生系统的运行；在临床研究方面，创新疫苗在国内上市缺乏中国内地居民的临床数据支持，中国香港、澳门地区的临床数据和真实世界使用经验有望助力疫苗在中国内地早日上市。

三、搭建粤港澳联合项目孵化平台，赋能疫情防控

1. 规范疫情防控策略

推动中国香港、澳门地区临床数据和使用经验在中国内地共享，规范疫情防控实践与免疫策略，助力大湾区，乃至全国，甚至全球疫情防控，为推动创新疫苗上市打下坚实的基础。定期召开中国内地与香港、澳门地区学术研讨会 / 学术沙龙，并合作撰写和发表疫情防控实操指南和共识等。

2. 加强大湾区专业与科研能力建设

吸引中国香港、澳门地区专家参加学术科研探讨与培训，支持粤港澳地区有关机构积极参与专项基金申请等。建立以企业为主体，市场为导向，产、学、研深度融合的技术创新体系，搭建高水平的协同创新平台，推动粤港澳地区企业、高校、科研院科技成果转化。

3. 促进大湾区学术科研交流与合作

鼓励其他地区的高校、科研机构和企业参与大湾区科技创新活动，以大湾区做桥梁，搭建与国际合作的窗口。

4. 粤港澳大湾区公共卫生科技创新联盟

粤港澳大湾区公共卫生科技创新联盟是由广东省预防医学会、暨南大学、上海复星医药联合发起的独立非法人学术团体（图 14-1）。

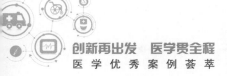
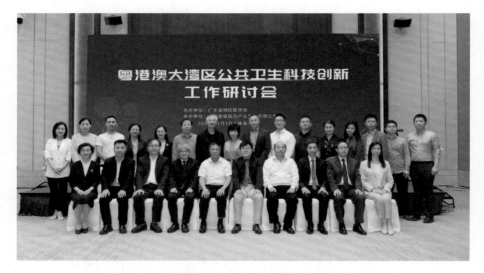

图 14-1　粤港澳大湾区公共卫生科技创新工作研讨会

2021 年 11 月 7 日粤港澳大湾区公共卫生科技创新工作研讨会是上海复星医药首次将中国内地与香港、澳门地区公共卫生领域的顶级专家聚集到"一个会议桌上"。本次会议共覆盖国家级、中国内地省市，以及中国香港、澳门地区专家共 24 位，专家就新冠疫情常态化管理及疫情防控经验充分讨论，为优化公共卫生人才的联合培养机制出谋划策，为规范中国内地与中国香港、澳门地区疫情防控工作进言献策。

5. 成功搭建粤港澳大湾区公共卫生联盟平台，并总结经验

5.1 创新赋能，突破阻碍

（1）平台内容的设置主要分两部分：其一，粤港澳地区三地疫情防控经验分享，包括中国内地专家都非常关注的使用灭活疫苗后 mRNA 疫苗序贯免疫策略的最新临床数据；其二，开放性的项目讨论部分，贴合疫情防控热点，让专家有机会集思广益，讨论自己感兴趣的项目。多位专家在会上提出中国香港、澳门地区疫苗临床数据共享的需求，这有助于中国内地与中国香港、澳门地区疫情防控共识的推广。

（2）上海复星医药在中国香港、澳门地区"深耕"多年，与中国香港、澳门多位专家有密切合作，包括会前与专家多次线下拜访并预会，充分沟通项目目的和意义，探寻专家在临床试验及防疫策略方面的需求，联合中国香港、澳门地区学会、高校积极参与，从学术交流和科研合作两方面搭建学术沟通与项目孵化平台。

（3）搭建平台从专家实际需求出发，专家参与兴趣度高。平台的目的旨在助力国家层面及中国内地与中国香港、澳门地区疫情防控，推动粤港澳三地学会机构合作，通过大湾区做桥梁，搭建与国际合作窗口，培养公共卫生领域人才，共同合作推广规范化疫情防控指南共识等。

（4）粤港澳大湾区公共卫生科技创新工作研讨会是通过广东省预防医学会、暨南大学、香港地区医学会、澳门地区医务行政学会、上海复星医药等机构和企业的联合发起，同时邀请公共卫生领域顶级专家参加，通过权威机构和专家来吸引业内更多的专家参与，整体提高了平台的水平与作用，为后期项目推进树立了一个良好的风向标。

5.2 团队合作，高效执行

新型冠状病毒疫情已持续了 2 年的时间，在后疫情时代，MSL 更需时刻关注区域最新动态，把握风口才能最大限度地发挥医学的价值。大湾区公共卫生科技联盟项目最初是由上海复星医药决策层提议的，旨在通过利用粤港澳大湾区优越的地理位置、政策优势及优越的医疗卫生资源，来助力完善创新疫苗的循证证据产生和收集，为 mRNA 疫苗在中国内地上市做准备；加上我们了解到粤港澳地区公共卫生专家学术交流的需求日益增长，中国内地与香港、澳门地区的疫情联防联控机制亟待整合，以及前沿创新项目研究在粤港澳地区无法同步推进和共享等问题，这些问题的解决对未来加速推进粤港澳地区疫情联防联控一体化，控制新冠疫情直至最终清零具有长远的意义。在发现问题和需求后，上海复星医学部联合多个部门开展头脑风暴，成立专责（Taskforce）小组，由 MSL 团队草

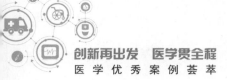

拟方案雏形，MSL团队在与业务部门同事深入沟通后，对专家进行多次拜访以确认项目目的与未来平台发展方向，探寻专家需求再结合自身需求，融会贯通。为提高会议质量，筹备会议前召开项目会前会，提前达成合作共识，并确认筹备会议时间。最后在MSL、医学事务专员（medical affair，MA）和业务部门的反复沟通和通力协作下，本次平台筹备和搭建的奠基会议圆满召开，具体路径参照图14-2。

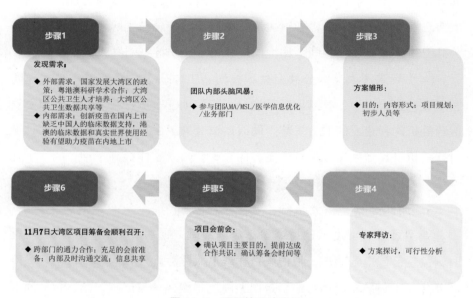

图 14-2　项目的设计路径

　　创新的想法和跨部门的紧密合作，让医学价值重新焕发出活力，在带给专家全新体验的同时，也为创新疫苗在中国早日上市夯实了基础，并迈出了坚实的一步。医学项目的成功，除了有正确的目标导向和在策略规划中产生较高的影响力和学术价值以外，还有赖于执行团队有效的沟通、紧密的合作和高效执行。作为一名合格的医学人只有不断学习、创新，注重关键客户的沟通和信息传递，在执行过程中不断提高自己，才能最终实现自我价值。

5.3 聚力共赢，共谱新篇

粤港澳大湾区公共卫生科技创新联盟筹备会的成功举行得到专家高度评价，为联盟项目的长期推进树立了第一个里程碑，同时也为下一步在大湾区推动创新性新型冠状病毒疫苗相关临床试验及把创新性新型冠状病毒疫苗写入指南共识，打下坚实的基础。为中国内地与香港、澳门地区专家搭建学术交流平台，也为实现"健康中国 2030"保障人民健康做出了贡献。

四、总结

（1）通过粤港澳地区公共卫生创新联盟项目，搭建起粤港澳地区专家长期学术交流与联合项目孵化平台，未来可能成为助力科研成果转化的平台、人才培养的平台、多学科多领域的交流平台及实现跨境转诊的平台等。

（2）企业联动自己的中国香港、澳门地区专家资源，全力促成项目。在给专家赋能的同时，企业也有机会与粤港澳三地顶级专家们共同探讨规范化的疫情防控，发掘潜在的合作机会。

案例解读与展望

为实现"健康中国 2030"的宏伟目标，需要政府、医院、疾病控制和预防中心（centers for disease control and prevention，CDC）、研究所和企业携手并进。大湾区项目是复星公司领导们前期探寻到中国内地有针对新型冠状病毒创新疫苗上市的需要，但缺少中国内地居民在该疫苗使用方面的循证医学证据，以及中国内地与香港、澳门地区专家希望搭建一个能够长期稳定交流合作的平台，通过利用目前国家大力发展大湾区的政策支持及中国香港、澳门地区对创新药品优先使用的优势，从而探寻、孵化、

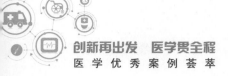

执行的结果。该项目对外建立了多方合作的科研平台，并在科研交流过程中充分利用科研资源来提高专家的科研水平，未来科研成果的转化也将成为补充产品的证据链；对内则加强了公司内部跨部门团队的合作，实现多方共赢，并且 MSL 的学术价值带来的获益也值得关注。

大湾区项目作为一个多元化的平台，未来不仅仅局限于公共卫生领域，也可能实现多学科领域的交流与合作，实现跨境转诊，促进中国香港、澳门地区与中国内地的科研学术交流，通过中国香港、澳门地区进一步打开中国与国际合作交流的大门，推进医药及生物制品标准化、国际化。

➡ 经典启示

（1）根据当下的形势，利用国家大力发展大湾区的政策红利及自身资源优势，助力大湾区项目平台搭建，促进粤港澳三地的合作交流，打好新冠疫情防控攻坚战。

（2）项目的成功推进得益于项目设计与各方（中国内地及香港、澳门地区专家、学会、企业、高校）需求高度契合。

（3）项目能高效、高质量执行源于精准、高频、深入的内部沟通和跨部门高质量的通力合作。

（4）公司领导的想象力、前瞻力、领导力与团队执行力在医学实践创新中至关重要。公司领导的思维高度决定了医学创新的高度，团队的执行力与对高质量标准的追求决定了项目质量水平的高度。

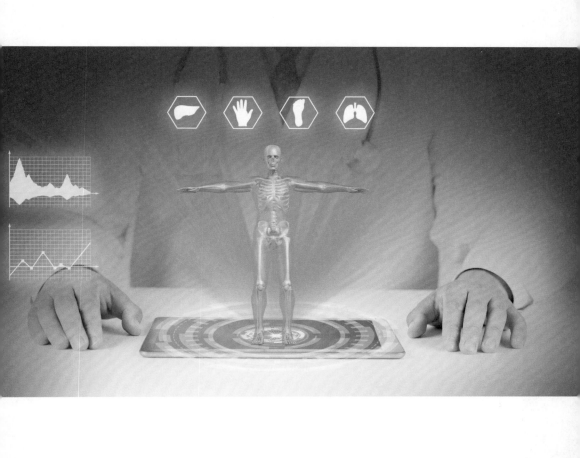

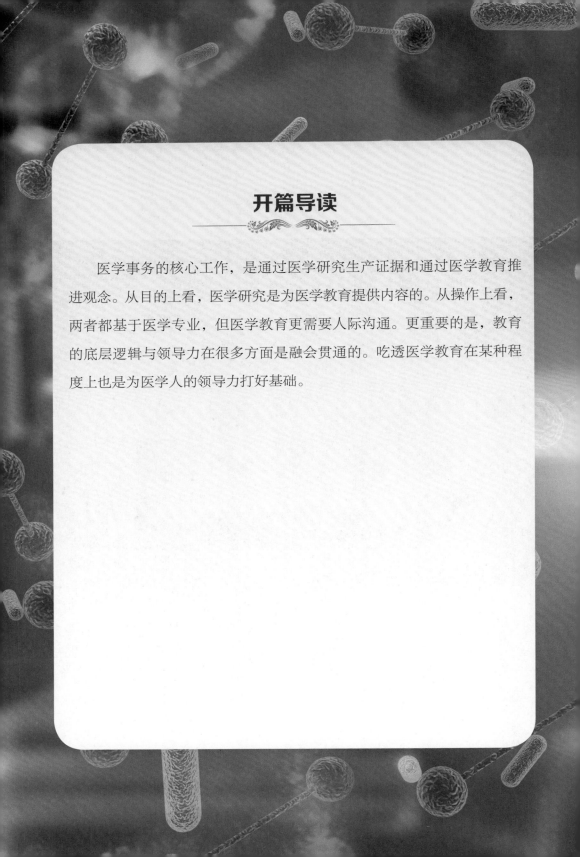

开篇导读

　　医学事务的核心工作，是通过医学研究生产证据和通过医学教育推进观念。从目的上看，医学研究是为医学教育提供内容的。从操作上看，两者都基于医学专业，但医学教育更需要人际沟通。更重要的是，教育的底层逻辑与领导力在很多方面是融会贯通的。吃透医学教育在某种程度上也是为医学人的领导力打好基础。

15

一文看透医学教育

周苏

讲到医学教育，大家的关注点和兴趣通常在教育平台的多渠道数字化、教育形式的新颖度和教育内容的可读性。其实，这些都只是医学教育的外部表现，透过热闹的外表看到成功背后的方法学才能做好医学教育，并类推外展。其要点如下：①要搞教育，先搞"对象"。②分析需求，确定教育内容；分析行为，确定教育路径。③路径是选择题，内容是问答题。④教育 = 对象 × 路径 × 内容，"×"号最重要。

一、要搞教育，先搞"对象"

先搞清教育对象，才能讨论教育。教育平台的多渠道数字化、教育形式的新颖度和教育内容的可读性，都是教育活动的组成部分，而教育活动只是教育的三要素之一，另外两个要素是教育对象和教育者。这其中，教育的启动点是教育对象（同时也是教育结果的终点）。因此，分析和确定教育对象，是所有教育的第一步。不要因为过度关注教育活动本身，而忽视了教育对象是否正确。套用商业的说法，就是得先确定目标客户。如果判断错了决策人，则后续的所有努力都是南辕北辙，做无用功：教育得很成功，但教育白做了。这类似于对患者开展急性心肌梗死急救药物的教育，而此类用药的决策者却是急救车上和急诊室里的医生。

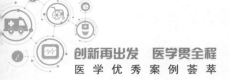

与此相对应的另一类常见的误区，是不判断教育对象，而相信一稿通吃，妄图制作的教育资料给谁都能看。然而，谁都能看，就约等于谁也不看。例如，针对医生制作的教育资料，直接用作患者教育或者对市场准入官员的拜访，弄得客户不知所云，晕头转向。患者和官员的医学素养是不能和专业医生相比拟的。而且，对象不同，其背景、动机、行为习惯等也不相同，这是需要做针对性分析的。

二、分析需求，确定教育内容；分析行为，确定教育路径

怎么分析教育对象的需求呢？还是先从底层逻辑入手，如马斯洛需求理论。在马斯洛需求层次中，医生对于医学知识的需求处于较高层级，落在职业、成就和自我实现的范畴；而患者对于医学知识的需求，是与其生理和安全息息相关的，属于较低层级。在马斯洛需求层次中，需求层次越低，则力量越大。随着需求层次的上升，需求的力量相应减弱。这也正好验证了患者和医生对于医学知识态度大不相同（表 15-1）。患者在互联网上寻求医学知识，是随时随地，不分时间、地点、场合、设备的，因为是患者在经历着病痛的折磨，而不是医生。

表 15-1　医患对于医学知识需求的对比

	医生	患者
动力	主动或被动	强主动
时间地点	相对固定（医院/会议）	随时随地
理性/感性	科学主导	情感混杂
理解力/辨识力	强	弱
信息来源	明确、干净	鱼龙混杂

基于底层逻辑确认大方向之后，还需要进一步的对象分析，这就需要做调研了。就像毛主席说的，没有调查，就没有发言权。调查的方法很多，且有眼花缭乱的分类，只需抓住一个原则：不管白猫黑猫，抓到老鼠的就是好猫。调研数据常常可以有很好的提示作用，如同样是患病，这两类患者的情感需求截然不同（图15-1）：勃起功能障碍的情感需求是自尊心和自信心，而高血压的中老年人更需要家属和子女的关怀。子女下班回家问候一下妈妈"今天血压不高吧"，妈妈很高兴，因为这满足了她的情感需求；问候爸爸"今天没有阳痿吧"，爸爸很不高兴，伤自尊了。另外，还需注意，尽信调研报告则不如无调研报告，绝知此事要躬行。读报告不如听深访，听深访不如跟教育对象聊天。

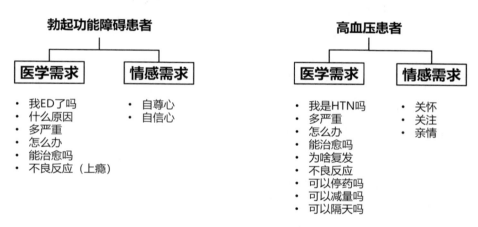

图 15-1　不同病患对于医学知识的需求对比

除了分析教育对象的需求，还要分析其行为路径。也就是搞清楚教育对象的行为轨迹并量化，才好实施教育。不同类别的疾病，患者获取医学知识的渠道也是大不相同，如图15-2所示，对比了勃起功能障碍患者和高血压患者的不同。大量勃起功能障碍患者，从网络获取信息，原因是之前讲到的自尊心和自信心受损，这是一个面子问题，专业名词叫作病耻

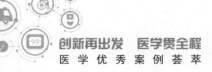

感，这要求他选择的路径应该是比较私密的，所以从电视获取信息排在倒数。而高血压患者在这两点上则相反，因为高血压患者需要更加专业可信的医学知识，《养生堂》这样的知名电视节目肯定比网络上的信息更可靠。

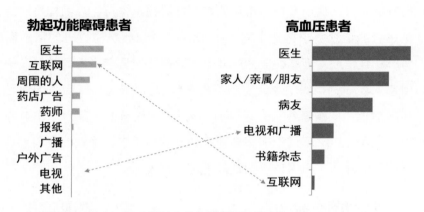

图 15-2　不同病患获取医学知识的途径

　　对每一个行为路径，还要进一步具体分析。如图 15-3 所示的高血压患者在院内的时间分布：患者在院内约 2 小时，只有 6 分钟在看病，其他时间都在干别的。这些时间能提示院内教育有很大的机会吗？目前还不能下结论，我们要先弄清楚，这些时间患者到底在干什么，是因为等候时间太长在发牢骚，还是在煲电话粥、看微信、与病友聊天、看院内海报等。这些不同的行为意味着院内教育路径和切入点不一样。与此类似，行业内经常被提到的一个数据是，医生每周花费约 15 小时使用互联网进行与医学相关的活动。这个数据总是让我们很兴奋，但是大家一定要深入理解和分析这 15 小时，医生到底在干什么。

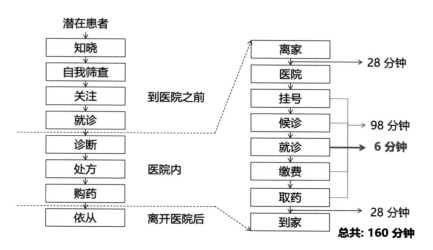

图 15-3 高血压患者在院内的时间分布

此外，如果要分析网络教育路径，最关键的是要找准关键词。关键词没找对、找全，路径方向就错了、漏了。医生讲的可能是"高血脂"，患者讲的可能是"血脂高"，别看 3 个字完全一样，只是顺序变了一下，到百度上一搜，结果大不相同。再举个例子，很多勃起功能障碍患者在互联网上检索医学知识的时候，使用的关键词却是"早泄"。

分析需求时，还要注意需求是在动态变化的，如新型冠状病毒肺炎疫情初期，医生在马斯洛金字塔中的需求就发生了降级：从职业、成就和自我实现，降级为生理和安全。因为新型冠状病毒肺炎对于医生的威胁甚至超过对于患者的威胁。医生的需求优先是口罩和防护服，其次才是专业知识；优先是新型冠状病毒肺炎防护知识，其次才是其专业方向上的学术进展；优先需要理解和鼓励，其次才是学术交流。随着新型冠状病毒肺炎疫情的平稳控制，医生的需求又逐步回归了。

当然，除了分析教育对象，也要分析教育者，也就是我们自己。知己知彼，才能百战不殆，要分析"我"的需求：核心教育信息。公益要有，但在公司里做教育，也不能忘记公司利益和诉求，这是商业和公益

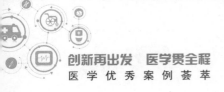

的融合。分析"我"的行为，要清楚自己什么能做什么不能做，擅长做什么不擅长做什么。要遵循各家的合规要求和标准操作规范（standard operating procedure，SOP），不要把教育做成了忽悠，两者都是传递信息和改变观念，但是动机和要求不同。同样是在校园里堵心上人追求爱情，在下课路上堵是浪漫，在厕所门口堵叫耍流氓。

三、路径是选择题，内容是问答题

多渠道医学教育是现在的热词，可见教育路径和平台的多样化。各种路径，特别是数字化渠道，看似纷繁复杂，其实选择的底层逻辑很清晰，就是基于教育对象行为路径的投资有效性——最大化投入产出比。这类似于做一道选择题，花最少的资源选择最合适的功能、占据更有效的入口、抓住更多的目标人群。至于使用传统的还是数字化的，选手机端还是电脑端，做社交 APP 还是搜索引擎，投微信还是微博，取决于之前的路径分析和现有的资金。

当然，在这个信息爆炸的网络时代，这道选择题肯定不应该是单选题，而是道多选题，就是说要选择多个路径。大家都知道"重要的事情说 3 遍"，教育也一样，一定要让教育对象在不同的路径上多次获取关键信息。现在信息爆炸而且人际信任度低，特别是在网络上，大妈、小伙儿摇身一变都成了网红"美女"，所以网民的行为除了有搜、学、问、分享，还有贯穿始终的求证，以交叉验证其所得到的信息。多选题的原则，大致有 3 个：①顺应教育对象在互联网世界里自然流向，不要逆势而为。②网状布局，才能保证教育内容可能重复多次地到达教育对象。③相互引流，也就是引导教育对象在所设定的轨迹上移动，触及预设的教育内容。

此外，现在数字化渠道铺天盖地、热火朝天，但是很多传统的载体仍然有其地位和价值，如书籍（具有系统的知识，而且有收藏和装格调的价值）、广播（所有载体中唯一解放了眼睛，具有不可替代的地位，如在驾驶车辆的场景下）。电影也很有生命力，它的仪式感场景是数字化渠道难以替代的，如谈恋爱看电影一定要去电影院，在家开着灯看就没情调了。而报纸、杂志肯定也是具有价值和地位的，看看街边的报刊亭数量就能知道了。

内容的成功，长期来看没有捷径，只能厚积而薄发，但短期来看，可以有各式各样的创新。类似于做问答题，其没有统一的标准答案，得分取决于判卷官或者教育对象的喜好，而这种喜好是动态变化的。我们之前有一篇"互联网教育：无微不至，才能内容为王"的案例在 2018 年出版的《AI 时代医学密码：医学事务优秀案例荟萃》一书中已进行了透彻讲解。在此，只强调其方法学中最重要的 3 个方法。

（1）联系已知：把晦涩难懂的专业知识联系到教育对象所熟悉的事物，如对于疟疾的描述，百度百科说："本病主要表现为周期性规律发作，全身发冷、发热、多汗，长期多次发作后，可引起贫血和脾肿大。"这是医生的专业术语。《Stone 有淡扯》说："疟疾是啥玩意？疟疾就是常说的打摆子，一发病就忽冷忽热，就好比先中玄冥神掌，再练九阳神功。"这就是老百姓的通俗语言。

（2）共情：不仅仅要理解对方的情绪，还要理解在情绪背后，对方身处环境下的感受。要想理解鱼，就要先跳进水里跟鱼一起游泳。站在岸上看鱼游泳辛苦，这叫同情；跳到水里跟鱼一起游过泳，然后知道鱼游泳辛苦，这叫共情。一字之差，对象的感受有可能是天上地下的。这样，大家也就好理解为什么制药公司喜欢医药背景的人，特别是做过医生的人。除了具备相应的专业知识以外，另一个重要的原因是，这批人可以更好地与客户共情，听懂客户的术语，对得上客户的眼神。这类似于"老乡见老乡，两眼泪汪汪。"情感的大门打开了，后面的教育就好谈了（图 15-4）。

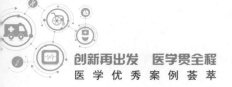

共情：泌尿外科是"修下水道的"

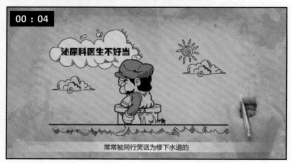

共情：前列腺直肠指诊被误解

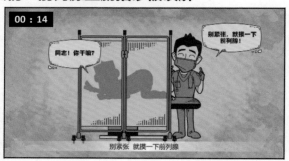

共情：前列腺直肠指诊的尴尬

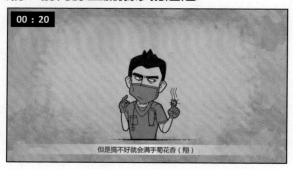

图 15-4　共情泌尿外科医生

（3）"杀中省"：这听起来很炫酷。在互联网时代，内容对于观众的价值只有两类：要么能杀时间，要么能省时间。所谓"杀时间"是指帮助观众消磨时间，娱乐属性、满足快感的内容，如各种搞笑段子、搞笑视频；所谓"省时间"，是指帮助观众节省时间，教育属性、获取知识的内容，如逻辑思维，听罗振宇讲音频，省下读书学习的时间。最高境界是两者的结合，可以称作"杀中省"。举个《Stone 有淡扯》的例子——中东呼吸综合征冠状病毒。看完之后，是不是觉得又有趣又学到了知识？是不是觉得杀中省挺新鲜、挺玄乎的？这样又学到一个新的词汇。换个众所周知，但大家通常又不屑一顾的词来讲，这叫作"寓教于乐"。你是不是恍然大悟了，人是不是惊呆了，有种遇到顾问公司讲课的感觉，一个炫酷的说法就把自己给忽悠了。众所周知的道理，包装炫酷之后再讲出去，这是顾问公司的奋斗目标；平常无奇的产品，赋予创新的意义推广出去，这是市场营销的奋斗目标。创造性的价值就体现在此（图 15-5）。

首先你得知道DNA和RNA有啥不同：

不不不，别害怕，我没打算跟你扯哪块少一个氧原子和碱基分子式，咱们只讲简单粗暴的。

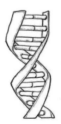

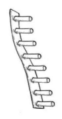

双链怎么样？单链又怎么样？

DNA 是两条链 | RNA 是一条

《Stone 有淡扯》——你都不认识 MERS 你喊什么救命？
2015-06-12 二逼子 stone 游子日

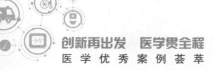

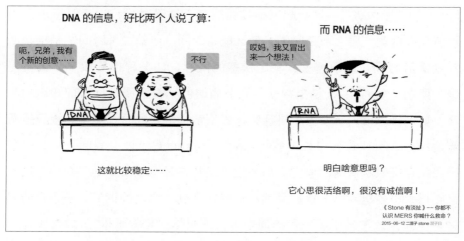

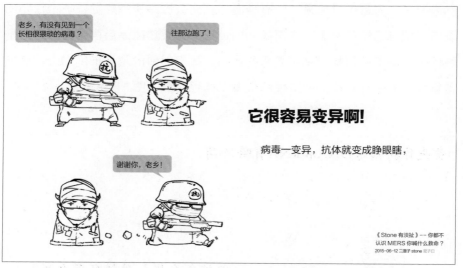

图 15-5　"杀中省"轻松理解 DNA 和 RNA 的不同

　　内容创造虽难，但内容为王，这是互联网发展的必然。因为信息量越来越大，搜索获得信息不如由信得过的人推荐来得快；流量带不来信任，只有高质量的内容才能带来信任。相应地，网络行为也从搜索独大到社交崛起，信任和流量势均力敌。以前大家都热衷于买搜索排名，现在最热的是网红带货。网红带货的基础就是信任，而信任是建立在高质量内容之上

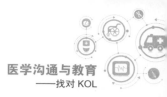

的。在个人计算机（personal computer，PC）互联网时代，劣质内容可以通过关键词优化来欺骗搜索引擎；而在移动互联网时代，信息的传递不再靠搜索，而是靠社交和转发，因此必须得真正地有优质内容。

四、教育 = 对象 × 路径 × 内容，"×"号最重要

路径和内容匹配对了教育对象，教育才能成功。如果任何一个环节错配，则教育效果锐减，甚至无效。举两个行业内的真实成功案例：为了让勃起功能障碍患者能正确认识疾病并就医，在百度百科平台上有专家视频渠道开展教育；为了让骨科医生重视并掌握骨质疏松的诊治要点，MSL 一对一拜访，教育了数百名骨科医生。如果这两个实战案例中的内容和路径对换一下，一定是两个失败的案例。让 MSL 去 1：1 面对面地教育患者勃起功能障碍知识，且不说这是 MSL 大材小用、资源浪费，面对专业正经的 MSL 患者根本就不会承认自己勃起功能障碍；通过百度百科去教育专业的骨科医生更加是开玩笑，哪个专科医生对于自己专业的基础知识会去百度百科学习呢？这看起来觉得荒唐，但现实世界中，却有众多的经验教训，比如搭建了一个超级专业的疫苗教育网站，在百度上却搜索不到，访问量少得可怜；再如将线下的教育视频截短成 3~5 分钟的片断，放到网络上，就认为是微视频。这都是没能理解医学教育中环环相扣的逻辑的案例。

案例解读与展望

随着数字化的普及化和快速迭代，多样的医学教育形式让人目不暇接，相信其一定会带来更好的教育体验。但万变不离其宗，透彻洞察教育对象的信息路径和内容需求，才能驾驭好各种新的教育工具和平台，而不是片面地追求数字化教育的炫酷。

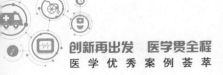

➲ **经典启示**

（1）要搞教育，先搞"对象"。

（2）分析需求，确定教育内容；分析行为，确定教育路径。

（3）路径是选择题，内容是问答题。

（4）教育 = 对象 × 路径 × 内容，"×"号最重要。

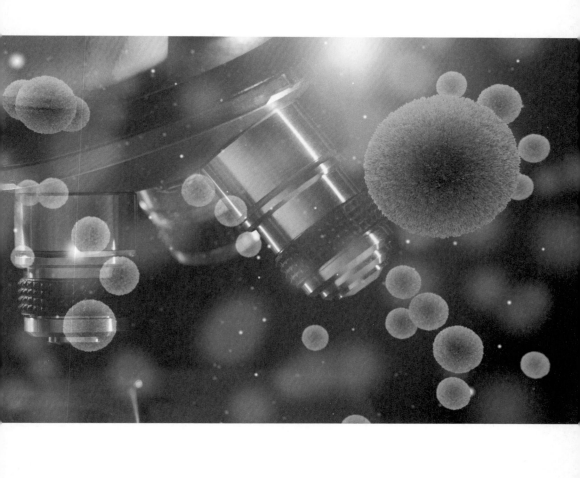

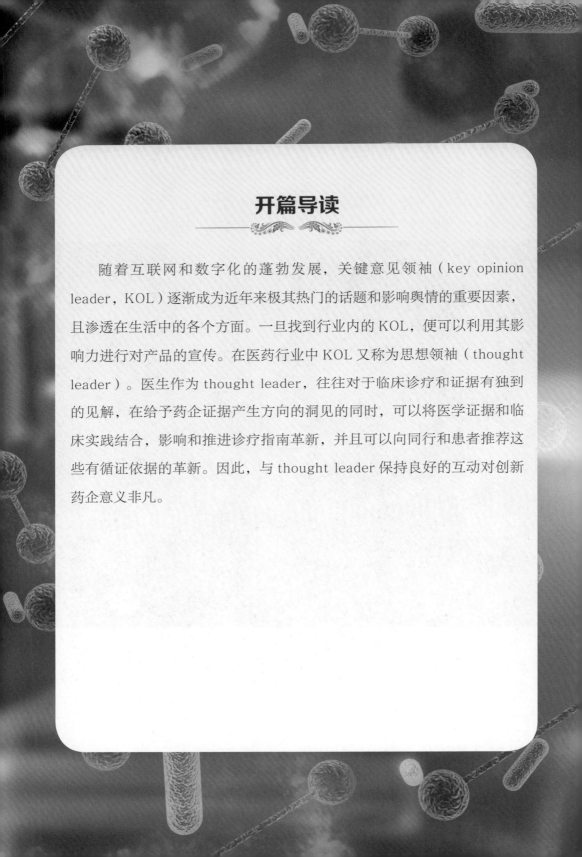

开篇导读

随着互联网和数字化的蓬勃发展，关键意见领袖（key opinion leader，KOL）逐渐成为近年来极其热门的话题和影响舆情的重要因素，且渗透在生活中的各个方面。一旦找到行业内的 KOL，便可以利用其影响力进行对产品的宣传。在医药行业中 KOL 又称为思想领袖（thought leader）。医生作为 thought leader，往往对于临床诊疗和证据有独到的见解，在给予药企证据产生方向的洞见的同时，可以将医学证据和临床实践结合，影响和推进诊疗指南革新，并且可以向同行和患者推荐这些有循证依据的革新。因此，与 thought leader 保持良好的互动对创新药企意义非凡。

16

专家互动，助力产品全生命周期管理

吴汉军　陈隽妍　徐文渊　王旻谞　李媛媛

我公司具有百年历史，早期研发了众多开创性的产品，在全球拥有广阔的市场，在中国经营已有 20 余年，拥有丰富的产品线和稳定的市场占有率，现于中国本土已拥有数十种疗效突出的成熟产品，涵盖糖尿病、自身免疫、中枢神经和肿瘤等疾病领域，并且利用其原研药的优势较早进行了对中国药物市场的开拓。随着研发线的复苏、新老产品的更替及业务的迅速增长，公司还计划在 10 年内引进和推出 30 余种新产品和适应证进入中国市场，因此对 thought leader 的互动管理变得尤为重要。公司更是将与 thought leader 的互动管理认定为公司这几年的重点战略项目之一，并且任命医学部来担任项目负责人，来协调整个项目的落地，并确保其顺利执行和开展。公司希望通过与 thought leader 建立良好的互动，来抓住近几年中国医疗行业发展的机遇，以实现企业的可持续发展，从而满足更多患者的医疗需求。

公司分别从这几个方面来制度化整个 thought leader 互动的管理：①制订 thought leader 管理的相关流程。②建立 thought leader 互动管理的相关系统。③强化跨部门之间的 thought leader 互动管理沟通。

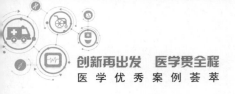

一、制订 thought leader 管理的相关流程

为了更有效管理与 thought leader 的互动，公司明确了相关的流程：所有对 thought leader 的互动活动必须由真实的业务需求出发，再根据业务需求制订活动计划，确定相应的活动形式，以筛选符合满足业务需求的 thought leader，然后跟踪该活动的执行，最后进行反馈与评估。

1. 基于业务需求出发的 thought leader 互动活动计划

为了规范与 thought leader 的互动计划，公司制订并使用了相应的电子申请表格，表 16-1 为公司重点糖尿病产品 T。

表 16-1　公司 thought leader 互动计划内容

业务需求	会议类型	会议负责	会议日期	thought leader 参与候选人
针对以下问题进行咨询：①着眼基层，目前 2 型糖尿病管理临床实践的障碍。②从临床角度如何看待 GLP-1 RA 类药物的异同	顾问咨询会	医学顾问	5 月	李 AA；陈 BB；王 DD；韩 EE；王 GG；陶 HH 等
2 型糖尿病管理最新科研、临床进展及礼来披露的有关 T 产品最新科研数据	科学交流会	医学教育	第一季度	杨 XX；赵 QQ；李 AA；王 FF；方 JJ 等
咨询 T 产品进入医保后的关键策略及关键信息	顾问咨询会	市场品牌组	2 月	潘 PP；王 GG；陶 HH 等
咨询 T 产品定位、目标患者，特别是一级预防和二级预防人群的选择	顾问咨询会	市场品牌组	3 月	杨 XX；赵 QQ；李 AA；王 FF；王 GG 等

注：GLP-1 RA，胰高糖素样肽 -1 受体激动剂（glucagon-like peptide-1 receptor）。

该申请表要求在每年的第四季度完成下一年的计划设定，并得到领导层的审批和审核，计划亦可根据实际情况进行季度性调整。

对于 thought leader 的选择，首先，要强调绝对不从处方量上考虑。其次，应根据产品生命周期的实际情况来识别和选择，如新产品上市，公司可以选择一些曾经参与过上市前临床试验的研究者，又如咨询医保相关问题，则需要选择了解医保流程并曾参与其中的专家。最后，选择 thought leader 亦需要通力合作，群策群力，区域销售部和中央市场部、中央医学部，以及区域医学联络官意见必须达成一致，共同提名。

2. 差异化的 thought leader 互动活动类型

公司与 thought leader 互动的活动类型主要有：①科学交流会议：旨在与 thought leader 对疾病领域或产品相关的新数据（通常 1 年内发表）进行探讨及交流，使其了解疾病领域的最新科研发现、数据披露并与同行进行互动交流，该会议由医学部主要负责。②咨询委员会：适用于新产品或者需要转型的成熟产品，一般由市场部或者医学部主导，市场部主要从 thought leader 获取对于产品推广策略的建议，医学部主要进行对疾病领域和研发策略的咨询，获取医学或科学建议。③推广教育会议和赞助卫星会：适用于新产品和成熟产品，通常由市场部和销售部主导，让 thought leader 承担讲者的职责，旨在向更多其他医生和同行传授或传达如何有效安全地使用公司产品。④讲者培训：适用于新产品 / 适应证上市后，一般由市场部和医学部主导，是一种提供给 thought leader 学习新的相关产品知识的平台。

互动活动的流程如图 16-1 所示。业务部门进行拜访和邀请以获得 thought leader 的合作意向，然后确认合作关系及签署确认合同，并就活动材料进行沟通与确认，同时在互动活动或项目过程中仍需不断沟通，进行问询和解答，最后在活动或项目结束后进行服务费付款。

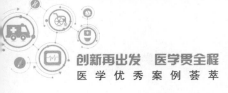

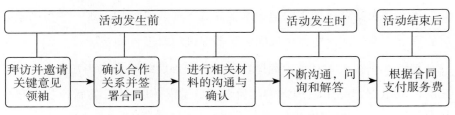

图 16-1　thought leader 学术活动流程

　　由于新冠疫情和数字化的普及，公司也引进了更多创新形式，通过在线会议，利用 ZOOM、腾讯会议等工具进行活动的展开。

3. 数量与质量结合的 thought leader 互动评估反馈体系

　　首先从数量上来评估与 thought leader 的互动。在无任何跟踪工具及系统的情况下，短期内可使用表格的形式帮助各部门进行对 thought leader 关系管理的跟踪，长期将该表格引入系统，进行全自动化管理。关于 thought leader 关系管理的跟踪表设计如表 16-2 所示。

表 16-2　thought leader 互动管理跟踪

姓名	学术活动								日常拜访			
	第一季度		第二季度		第三季度		第四季度		第一季度	第二季度	第三季度	第四季度
	推广会	咨询会	卫星会	咨询会	教育会	咨询会	推广会	咨询会				
陈 XX	■	■							■	■	■	
徐 YY					■	■			■			
李 ZZ				■	■							
王 TT	■											
张 AA							■	■			■	

表的组成分别为：① thought leader 姓名列表，由市场部、销售部和医学部共同协商一致后提供。② 和 thought leader 互动的活动类型，以及负责的部门。③ 活动的参与情况，对于邀请标注蓝色，参与标注绿色，拒绝参与标注红色，未邀请却临时安排参与则标注黄色。计划邀请的情况必须遵循已得到审批的年度 thought leader 计划表，实际情况的填写必须真实和准确。

跟踪表可跟踪每个 thought leader 的参与度和其活动的执行情况，如果绿色特别多，则代表执行完成度高，如果整体红色偏多，则需要深挖背后的原因，有的放矢进行改进；其次为全公司提供了各种互动活动的可见性，帮助跨部门了解在 thought leader 身上投入的资源。

对 thought leader 互动的质量评估，公司则使用统一的标准问卷来收集其想法和反馈。问卷共涵盖 7 个问题（表 16-3），其中第 1 个问题是针对客户的互动活动体验，剩下的 5 个问题是针对参与活动的评价，最后是开放式问题，向 thought leader 征询其他建议。

表 16-3　thought leader 互动满意度问卷

尊敬的 _____，					
您好，为提高公司的活动满意度，请您就本次活动的参与体验，对以下几个方面的同意程度进行打分，1 表示非常不同意，2 表示不同意，3 表示中立，4 表示同意，5 表示非常同意。					
	1	2	3	4	5
问题 1　与其他公司比，我更愿意和公司合作					
问题 2　总体而言，本次活动非常有价值					
问题 3　本次活动安排合理，服务周到					
问题 4　我知道本次活动的负责人，如果有相关问题，我能找到其解决					

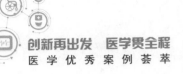

续表

		1	2	3	4	5
问题5	本次讨论的主题和内容符合我的兴趣					
问题6	本次活动参与者互动性强，讨论质量高					
问题7	您认为本次活动还有哪些其他需要改进的地方					

该问卷以微信二维码的形式在会议申请系统里生成，在互动结束后可由活动负责人给到 thought leader 扫描并回答问题。

所有的回复都存储和归档在公司的报表系统（Tableau Report）里，可根据结果来分析使用率、应答率、会议整体打分情况及整体趋势，让公司更清晰了解 thought leader 的真实想法，倾听他们提出的建议。

二、建立 thought leader 互动管理的相关系统

公司内部关于 thought leader 的信息分散在公司的各个相关系统里，如部分会议活动信息在会议申请系统，拜访记录在客户管理系统（VEEVA CRM）；与公司合作的临床试验研究及合作发表的文献相关信息存储在医学部相关系统中。除此以外，各部门使用表格来对 thought leader 名单、个人信息、分类级别和偏好等进行手工的汇总与维护，但这也会滋生出更多问题，更新信息的不对称、版本的控制，都会给实际操作带来极大的不便。因此公司开发了一个专门用来针对 thought leader 定制化管理的系统 TL MaP（management and planning），整合所有信息与数据，以确保 thought leader 所有相关信息的完整性、正确性，以及及时性。

关于 thought leader 互动管理的系统设计如图 16-2 所示，整个系统的底层设计是基于公司的主数据库，从中抓取 thought leader 的相关信息。在此基础上，系统里会有与 thought leader 的互动计划、跟踪及评估

功能，同时亦抓取一些公共网站上的公开信息，将这些信息全部整合在系统中，形成一个 thought leader 的客户画像。

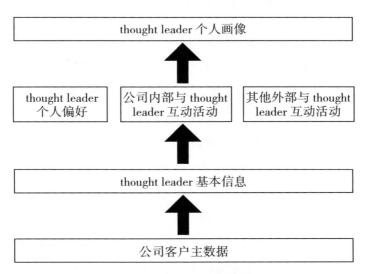

图 16-2 TL MaP 系统设计

该系统不仅能帮助我们更好地了解我们的客户，也可以帮助我们通过画像来推测其偏好，进行更高效的定制化管理。在新的 thought leader 关系管理系统里，我们会抓取关于该 thought leader 的公司内部信息，如与公司合作的临床研究、文献发表、参与的相关活动、医学联络官，以及销售对他/她的拜访记录，且会抓取外部其他信息，如 Citeline 平台上所有参与的临床试验，以及 PubMed 上所有发表的文献等，同时也会涵盖该 thought leader 的基本信息和级别、科室和负责产品等，以及与之相应的其他 thought leader 的关系网，包括其感兴趣的学术方向和疾病领域。这些信息能让我们 360° 快速了解 thought leader 的方方面面，从而也会引发我们去思考他/她更适合用什么样的形式和活动去互动，在满足 thought leader 个人需求的同时，也可以帮助我们更好地实现我们的业务

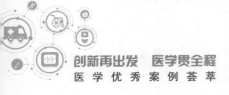
需求，实现价值上的双赢。

三、强化跨部门之间的 thought leader 互动管理沟通

thought leader 关系管理是公司近几年的重要战略之一，强化跨部门之间对于 thought leader 互动管理的沟通在整个公司层面都是不可或缺的。

在公司内部，各业务部门建立起了长期稳定的沟通机制，为确保按时有效的执行和交付需要做以下几点：①进行月度 thought leader 互动数据报表（图 16-3）分享：将互动活动的执行情况包括会议执行率、thought leader 参与率等以数据报表的形式分享给相关负责人，以从全局观的角度来跟踪了解现有的执行情况。②召开季度 thought leader 互动汇报会：跨部门之间将共同讨论季度的 thought leader 互动执行情况，提出遇到的问题和挑战，并制订下一步的行动计划。相关负责人亦需要将现阶段完成情况及遇到的挑战及时汇报至管理层，然后再根据管理层的指引，解决问题，确保执行和落实。③召开半年度 thought leader 互动分享会，各部门将自己在 thought leader 互动管理方面受到肯定的地方，以案例模式分享给其他跨部门，以供互相参考和借鉴。

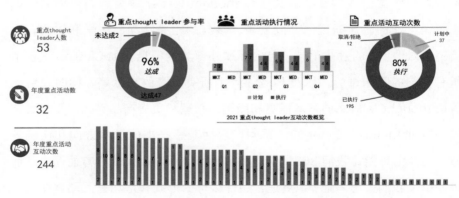

图 16-3 月度 thought leader 互动数据

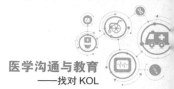

建立和强化跨部门之间对于 thought leader 互动管理的沟通，无论是从策略型角度还是执行层面，都会使公司的 thought leader 管理，形成一个良性的互动。

案例解读与展望

thought leader 的互动管理对于制药行业的业务发展是至关重要的，因此医药公司需要长期保持跟进和改进，持续挖掘对 thought leader 互动管理的深层需求和更高期望，以顺应公司内部的不断发展，以及外界环境的不断变化，最终造福更多的患者。

➡ 经典启示

（1）从实际业务需求出发，在产品的不同生命周期进行与 thought leader 的互动与沟通，搭建差异化的学术活动平台，高效引领策略与解决方案的制订和执行，实现医学价值最大化。

（2）整合全方位公司资源，借助系统化技术平台，完善 thought leader 互动管理系统，打造 thought leader 360° 画像，加强对 thought leader 充分了解。在满足 thought leader 个人需求的同时，帮助企业实现业务需求，共创价值上的双赢。

（3）促进 thought leader 互动管理理念，以医学事务部为主导，群策群力，高效沟通，积极推进跨部门之间对 thought leader 从计划、执行至评估的制度化管理，以适应内外部环境变化，助力产品全生命周期管理，以惠及更多患者。

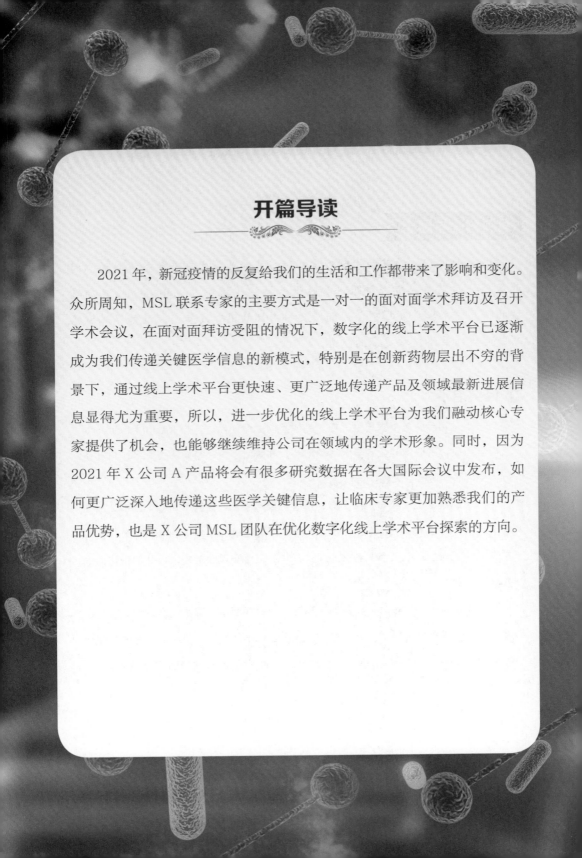

开篇导读

2021年，新冠疫情的反复给我们的生活和工作都带来了影响和变化。众所周知，MSL联系专家的主要方式是一对一的面对面学术拜访及召开学术会议，在面对面拜访受阻的情况下，数字化的线上学术平台已逐渐成为我们传递关键医学信息的新模式，特别是在创新药物层出不穷的背景下，通过线上学术平台更快速、更广泛地传递产品及领域最新进展信息显得尤为重要，所以，进一步优化的线上学术平台为我们融动核心专家提供了机会，也能够继续维持公司在领域内的学术形象。同时，因为2021年X公司A产品将会有很多研究数据在各大国际会议中发布，如何更广泛深入地传递这些医学关键信息，让临床专家更加熟悉我们的产品优势，也是X公司MSL团队在优化数字化线上学术平台探索的方向。

17

优化线上学术平台，深化医学
关键信息传递

阚融成　刘科　曾德意　张卉　曹娴

以往，MSL 与外部专家通过短信、微信、邮件等方式进行线上交流，但因为疫情带来的不便，在无法实地拜访的情况下如何更高效地传递医学信息、展现自身医学价值亟待解决；另一方面，由于出行限制及获取国际大会学术进展信息的渠道有限，专家无法及时获取疾病领域最新信息。除此之外，由于各个公司的创新药物层出不穷，在当前环境下，如何能够更迅速、更大范围地融动相关专家，传递关键医学信息也成了亟待解决的难题。

为解决以上的问题，X 公司 MSL 团队从 2020 年起利用公司内部，以及外部第三方的微信公众号，传递关键医学信息，从多种模式着手，在保持融动核心专家的同时，深化与其学术上的合作，体现 MSL 的医学价值，树立公司在领域内的学术地位。2021 年，基于 A 产品有较多数据的发布，MSL 团队重点对公众号上传递的国际大会最新进展进行了优化，除了领域相关的最新进展以外，更加着重于最新的关键医学信息的传递。

2020 年：打造线上交流平台，融动核心专家

2020 年，X 公司泌尿肿瘤 MSL 团队利用公司和第三方微信平台，从

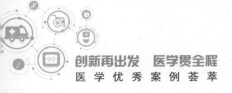
国际大会进展报道、中外专家线上交流，以及区域特色产出分享 3 种内容形式着手，有效地融动核心专家、深化与专家的合作，并帮助其提高学术影响力，树立了公司医学部门的学术形象。

（1）国际大会进展报道：国际大会一直是领域内专家了解领域内进展的最有效途径，为了能够及时传递国际会议中的最新的进展，MSL 团队对大会内容进行文献解读后在领域相关的线上公众平台上进行了报道。

（2）中外专家线上交流：为了能加强中外学术交流，互享中外专家的临床诊疗理念，MSL 团队邀请了多位国际知名专家与国内头部临床专家在线上分享疾病治疗相关策略，交流疾病全程管理和临床诊疗实践。

（3）区域特色产出分享：各区域的头部专家自发组织成立了围绕本区域核心的前列腺癌专家协作组（regional prostate cancer working group，R-PCWG），协作组成立后，除了进行常规学术交流外，也有较多具有区域特色的产出，如区域前列腺癌管理手册、患者管理手册等，专家也通过线上的公众号对这些成果进行了展示。

2021 年：深化国际大会进展报道，加强核心医学信息传递

经过 2020 年的探索与思考，结合核心专家的反馈，即使因为疫情导致出行受限，国内的医生无法到现场参加年度的各大国际学术会议，以及缺乏便捷有效的渠道来迅速获取到疾病治疗领域的更新内容，国际大会进展报道也受到了广泛的认可。2021 年的国际大会中有大量与 A 产品相关的核心数据更新，所以，MSL 团队将重心放到了国际大会进展报道且对其进行了进一步的优化，在融动核心专家、传递领域热点内容的同时，更加着眼于新的关键医学信息的传递。

2021 年，在国际会议内容更新的第一时间，MSL 团队通过人员的内部分工，收集并整理了会议中的热点内容，其中包括与 A 产品相关的更新及临床上专家关注的精准治疗等内容。将每个热点话题与核心客户进行

分享后，邀请学术影响力高的核心客户进行了深入的解读及专业的医学点评，通过文字和录音结合的形式在领域相关的内外部微信公众号上进行了报道，能够更大范围地使医生们迅速了解到 A 产品的关键医学信息及领域热点的最新进展。在前列腺癌领域最受关注的 4 个大会，包括美国临床肿瘤学会泌尿生殖系统癌症研讨会（American Society of Clinical Oncology–Genitourinary Cancers Symposium，ASCO–GU）、美国临床肿瘤学会年会（American Society of Clinical Oncology，ASCO）、欧洲泌尿协会年会（European Association of Urology，EAU）和欧洲肿瘤内科学会年会（European Society for Medical Oncology，ESMO），均进行了相关内容的报道（图 17–1）。

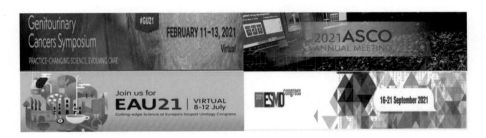

图 17–1　前列腺癌四大国际会议

　　本次的优化在形式方面采用了文字点评 + 录音的形式，考虑到既往专家提到平时工作任务重，无须逐字阅读的音频形式更易被他们所接受。因此邀请的专家集中于学术影响力高的客户，在融动这些核心专家的同时，他们的专业点评可以帮助我们更有效且深入地传递产品相关医学信息。

　　在内容方面，集中于 A 产品相关及精准治疗的最新进展，贴近于临床专家感兴趣的治疗进展方向，满足他们了解领域治疗最新进展的需求；在核心医学信息方面，对国际会议中与 A 产品相关的核心数据更新，MSL 团队做了进一步的解读与梳理，便于临床专家更了解产品相关的医

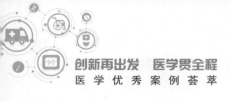

学信息（图 17-2）。

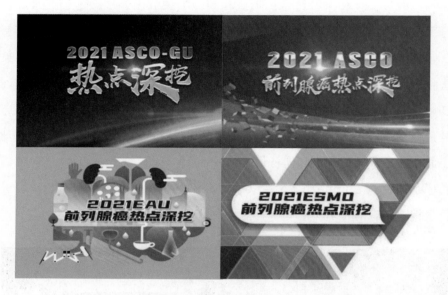

图 17-2　国际会议线上报道内容

在平台方面，我们在高效利用公司内部微信公众号的同时，也与业内具有很强影响力的第三方微信公众号合作，广泛深入地传递医学关键信息。

从成果方面来看，2021 年共完成了专家点评推文 17 篇，总阅读量超过 50 000 人次，平均阅读量超过 3000 人次。其中与 A 产品核心医学信息相关的内容有 7 篇，集中在《国家基本医疗保险、工伤保险和生育保险药品目录》申请前的两个月内进行推送，平均阅读量达到了将近 4000 人次。本次优化后，平均阅读量较 2020 年的 2200 人次有了较大幅度的增加，这也进一步证明了优化线上交流平台和学术内容可以帮助我们更有效且更大范围地融动专家，传递关键医学信息，树立公司在领域内的学术地位（图 17-3）。

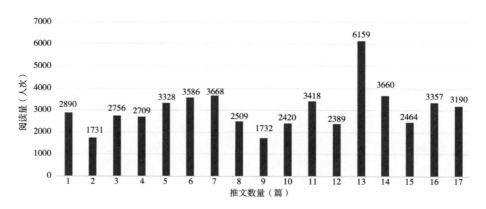

图 17-3　国际会议线上报道阅读量

除此之外，MSL 团队将国际大会更新内容和专家深入解读结合，在公司内部的微信公众号上也进行了分享，帮助提高业务团队的整体学术能力。国际大会之后，MSL 团队还会将所有的热点内容进行进一步的整理，在内部将文献解读过后制成幻灯片，主要分为产品相关、竞品相关及前沿进展 3 个模块，与跨部门团队进行分享，就重点内容提供医学角度的解读及建议，为跨部门团队对于后续的策略和行动计划提供建议。

最后，公司核心跨部门团队也对这种通过内外部微信公众号传递核心医学信息的方式表达了高度的认可及赞扬，既提升了核心专家的学术影响力，在全国范围内树立了公司的学术形象，进一步提高了公司行业竞争力，也为未来国家医保在区域快速落地，以及服务更多患者打下了坚实的学术基础。

案例解读与展望

在新的行业环境下，针对外部专家学术需求及公司发展需求，MSL团队通过线上学术传递模式，有效深化与核心客户的合作，更高效地传递关键医学信息。

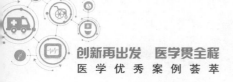

线上学术传递模式的建立符合现今与未来医学不断发展的趋势，在后续的工作实践中，我们将持续利用这一平台，在国际大会进展报道的基础上，进一步融动核心专家，产出相关特色数据，建立制药企业在疾病领域的长期影响力。

➡ 经典启示

（1）打造线上学术传递模式，有效融动核心客户，实现多渠道的客户覆盖。

（2）深化数字化模式，更高效地传递医学关键信息，为服务更多患者打下坚实的学术基础。

（3）应对时代变化，不断创新，提高行业竞争力。

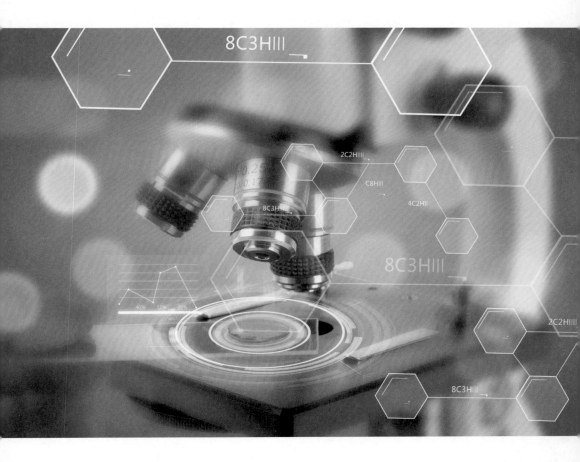

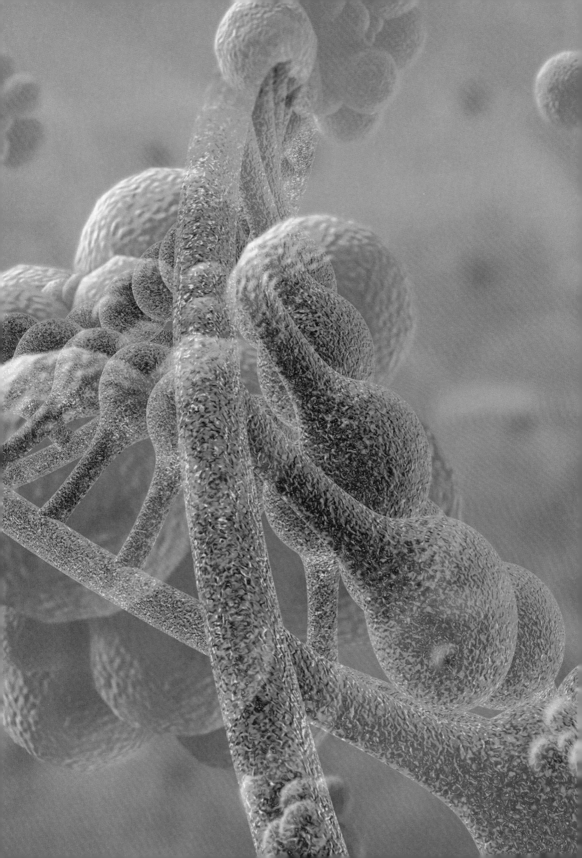

药物经济学与市场准入
——DRG/DIP 狼来了

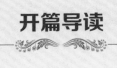

开篇导读

　　药物经济学评价旨在明确在药品生命周期管理的不同阶段进行药物经济学评价工作的作用、意义，同时为开展药物经济学工作的制药企业提供建议。通过分析、归纳、总结药物经济学评价在药品生命周期管理中上市前、围上市期、上市后3个不同阶段的应用，来概述药物经济学评价的关键作用和实际意义。在药品全生命周期管理中合理应用药物经济学评价有助于制药企业优化研发策略、降低研发失败风险、提高注册成功率、指导制订合理价格、支持药品市场准入、基于价值传播的专业化推广、持续增强品牌竞争力。药物经济学评价也能引导创新、提高效率、降低成本和减轻社会负担，为人类健康事业做贡献。制药企业应重视药物经济学评价工作，以降低风险、提升效益、构建持续的核心竞争力。

18

药物经济学评价应用于药品全生命周期管理的探讨

贾建浩

20 世纪 50 年代，美国最早提出药物经济学的概念。澳大利亚早在 1993 年就制定了本国的《药物经济学研究准则》（国家指南），并将药物经济学评价结果应用于药品价格管制。而加拿大、德国、英国、法国、日本和韩国等国家也发展了相对成熟的药物经济学或者临床综合评价体系。我国有关部门近期更加重视药物经济学评价在医保目录谈判、国家基本药物和临床综合评价中的重要作用。2021 年国家医保局制定发布的《国家医保药品目录调整工作方案》和2020 年《基本医疗保险用药管理暂行办法》均提出药物经济学专家需参与对符合当年药品目录调整条件的全部药品的评审，也对需要提供药物经济学证据的情境做了规定。经历了 5 次医保目录药品价格谈判的实践，《国家医保目录》的调整更加重视药物经济学评价证据。药物经济学评价不是削减价格的工具，而是指导制订合理价格并发掘药品价值的科学依据。随着药物经济学的发展，其具客观性的科学方法必将发挥重要作用。

药物经济学是研究如何利用有限的医药卫生资源，实现最大限度的健康效果改善的科学。药物经济学借用药学、经济学、卫生技术评估、

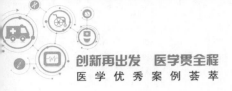

循证医学、临床流行病学、生物统计学等相关学科的原理和方法，进行疾病负担研究、患者健康相关生命质量及健康效用值测量、药物经济学评价、药品合理使用研究和真实世界研究等。药物经济学评价是药物经济学的主要研究内容，常用的评价方法有成本－效用分析（cost-utility analysis，CUA）、成本－效果分析（cost-effectiveness analysis，CEA）、成本－效益分析（cost-benefit analysis，CBA）、最小成本分析（cost minimization analysis，CMA）和预算影响分析（budget impact analysis，BIA）等。药物经济学证据是在实现药物安全性和有效性的同时，提供经济性和可支付性证据，为医疗卫生部门提供决策依据。药物经济学评价结果能够帮助医生或药师在做治疗决策时选择更经济有效的药品、更恰当的治疗方法和治疗手段等，更好地促进临床药物的合理使用，减轻患者的经济负担，节约药品资源，减少医疗成本。药物经济学能够为确定新药价格的合理取值范围、指导药品定价提供相应的数据和依据。

　　药品生命周期管理（drug life cycle managment，DLCM）是医药企业制订研发战略和营销战略的重要工具。药品生命周期分为研发期、引入期、成长期、成熟期和衰退期。以药品上市为分界点分为上市前阶段、上市阶段和上市后阶段。国外将药物经济学评价结果广泛应用于药品全生命周期的各个阶段，如新药研发、药品申请注册、基本药物目录制订、医保目录制订和报销、药物定价、制订临床指南规范、公共卫生资源配置等。加拿大的制药公司不仅将药物经济学研究应用于定价策略，以便在市场准入时获得一个合理的价格，也在制订上市前研发策略和上市后市场营销策略时应用（图18-1）。

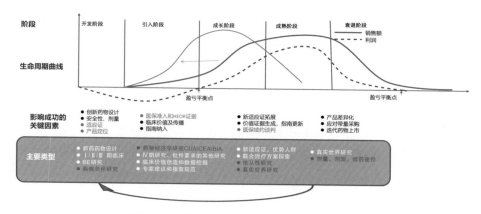

图 18-1　药品生命周期管理中的药物经济学

一、药品上市前阶段（研发期）的药物经济学应用

　　这个阶段是新药从发现市场需求、构思药物设计、试制试产药物到新药注册上市前的阶段。这个阶段制药企业投入大量的资金和资源，高成本无盈利，面临较大的风险。新药成功研发并推向市场需要其具备创新的先进技术、突破性的临床价值或满足未被满足的临床需求、市场经济性需求和社会经济性需求。2013 年统计的数据显示新药研发需要累计投入 26 亿美元，研发投资已经占到总体销售额的 19.5%，这个投入趋势和比例还在增加。研发期药物经济学主要解决的问题是明确目标患者和竞品，开展疾病负担研究、治疗现状研究和患者生活质量调查等。国家在政策上引导制药企业研发具有突破性的临床疗法、具备临床价值和经济性的药物，旨在促进药物研发创新的同时，提高国内医药工业的水平。

1. 优化研发策略

　　创新药研发过程中，药物经济学评价可以提供某治疗领域中存在价值的治疗策略，推动研发创新，通过实现药品价值最大化来提高竞争优势。创新药品若能够进入医疗保险目录，便可获得国家战略采购性质的医保基

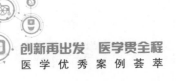

金支付，并获得市场准入权限，使得药品的市场份额和营业利润大幅改善，同时，企业也可以优化支付结构，其可持续发展需要的利润也会大幅增加。所以，这就要求研发药品与疾病领域当前的标准治疗方案或常用治疗方案相比较，必须具有成本－效果优势，且是医保基金可以负担的。药物经济学需要给出的回答是在具有某些特征的患者人群中，与对照干预措施相比，目标药物在某些效果指标和经济学指标中具备优势。对于药物明确研究对象及竞争对手、适应证建议、临床试验的研究设计、明确差异化优势等都有指导和借鉴意义。药物临床开发的早期进行药物经济学研究，有助于公司决定是否进行某种药物的研发、是否将开发的药品进入临床试验程序。药物经济学研究在临床前和Ⅱ期临床研究期间开展的占 16%，Ⅲ期和Ⅳ期临床研究期间开展的占 38%。临床开发阶段的药物经济学评价研究主要收集新药治疗成本和临床疗效相关数据，以完善评价模型，并在必要时进行试验调整或终止试验。

仿制药研发前，可以收集国外已经公开的药物经济学研究资料，挑选出在药物经济学方面具备优势的药物品种进行仿制，可以有效降低企业成本，提高企业营收。原研药物未在国内上市的独家仿制药，也要按照创新药的上市逻辑在国内获得药物经济学证据。目前国内开展的国家药品集中采购，也在鼓励仿制药对原研药的替代。在完成仿制药一致性评价的基础上，可以尝试使用最小成本法和成本－效果分析法进行评估。目前，很多跨国企业在投资新药开发的过程中，运用药物经济学理论进行评估和革新，帮助企业或者品牌获得竞争优势，以占据更多的市场份额和经济资源。

2. 降低新药上市风险

新药研发具有投入大、风险大、难度大、意义大、产出大的特点。据统计，一般用于研发的投入约占到当年销售总额的 20%。2000—2010 年，一种新型药物的平均研发成本达到了 25.58 亿美元，其中临床前阶段消耗占成本总额的 43%，临床研究阶段占 57%，较上一个 10 年周期增长了

145%。新药研发不同阶段的成功率（图 18-2）分别为临床前期 3%，Ⅰ期 6%，Ⅱ期 18%，Ⅲ期 42%，Ⅳ期 90%。即使一个新药获得批准上市并已经商业化上市也不能保证一定能为企业盈利。据研究显示，如果将Ⅲ期临床研究阶段失败的新药提前到Ⅰ期临床研究就终止，约可以节约7% 的总费用。但由于缺乏临床疗效和安全性数据支撑，临床前两期开展药物经济学评价比较难。

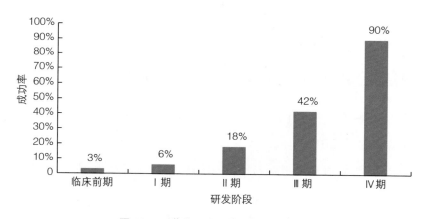

图 18-2　药物不同研发阶段的成功率

市场预测更为精确，提前终止低价值项目以降低风险，提高产出。药物经济学评价可以辅助进行产品定位（成本 - 效果分析），筛选出目标患者群体，通过评估预期价格下的市场潜力来评估其商业价值；即药物经济学评价通过增量成本 - 效果分析获得药物的定价范围（最高价格）和进行准确的药品价值判断，将资源投放至更高收益的项目中，鼓励有价值的创新，有效抑制低水平的重复建设。加拿大拥有最成熟的药物经济学评价体系，大部分评价是前瞻性的，制药公司只有在有足够的经济学证据支持下才进行重大投资。

3. 辅助药品注册

我国药品注册要对拟上市销售药品的安全性、有效性、质量可控性等

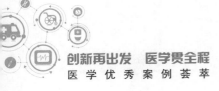
进行审查。据统计，早在 1995 年，美国 50% 的制药公司和欧洲 38% 的制药公司，在美国进行申请新药上市时提供了药物经济学研究资料。药物上市前的药物经济学研究，便于提供疾病负担和治疗现状数据，发现未被满足的临床需求，更能结合临床疗效和安全性评价数据凸显出新药物上市带来的临床治疗价值和对社会总医疗成本的节约等，以此提高新药首次注册成功率和辅助卓越的新产品商业上市。药品再注册时的药物经济学研究，可以促使同类品种中安全性较好、疗效较好且经济效益好的药品脱颖而出，淘汰疗效较差或经济效益不好的药品。

二、药品上市阶段（导入期）药物经济学的应用

在药品获得生产批件和上市许可前，制药企业就已经开始进行上市前筹备工作。截至 2019 年底，优先审评品种和临床急需用药的平均审评时间已经缩短至不到 6 个月，对于罕见病药物，审评时间甚至更短至不足 3 个月。2020 年药品审评中心受理 1 类创新药注册申请数量大幅增加，全年共 1062 件，较 2019 年增长 52%，其中新药上市申请 54 件，较 2019 年增长 100%。近几年国家医保政策实施落地，医保目录动态调整为 1 年 1 次，加速了创新药物从获批到进入医保目录支付的时间。2020 年进行医保谈判的药品，从获批上市到纳入医保目录的时间中位数是 1.8 年，最快的准入周期不足半年（当年 7 月获批上市，12 月就纳入医保）。2019—2021 年医保谈判是国家战略购买的重要组成部分，需要在成本和效果之间平衡，也需要保证医保基金的平稳。2019 年国家医保局对 150 个药品进行了医保谈判，其中 119 个属于新增纳入药品，谈判成功 70 个，平均降价 61%；31 个续约药品谈判成功 27 个，平均降价 26%。2020 年国家医保局对 162 个药品进行了谈判，119 个药品谈判成功，药品谈判成功率为 73%，谈判成功的药品平均降价 51%。2017—2020 年国家医保目录谈判品种数及价格降幅情况如图 18-3 所示。在围上市期，企业主

要进行市场研究、竞争分析、循证证据和产品定位、定价和市场准入、商业模式和渠道选择等。随着新药审批的提速和纳入国家医保目录的效率提升，制药企业必须充分认识到药物经济学在这个阶段的重要作用。导入期药物经济学评价主要解决的问题是挖掘临床数据以凸显产品临床价值，为医保准入和创新支付方式提供药物经济学证据。

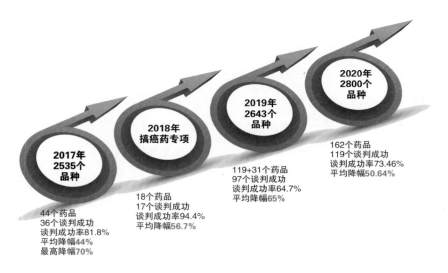

图 18-3　2017—2020 年国家医保目录谈判品种数及价格降幅情况

1. 指导制订合理的药品价格

在我国药品价格管理层面，已经逐渐形成如下 4 种定价规则：①麻醉和一类精神药品采取政府定价。②独家药品医保谈判定价。③非独家药品市场竞争定价。④其他非独家药品医保准入竞价等。早在 1995 年，全球主要的制药公司有 3/4 在制订药品定价策略时采用药物经济学评价研究结果。药品价格可以依据前期研发费用和销售推广费用、成本回收期等进行基于成本加成的测算。药物经济学由于体现了药品价值与价格之间的内在联系，反映了供应方和需求方的真实信息，可以与成本加成定价法互为补

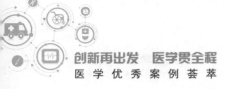
充。药物经济学评价是制药企业进行价格谈判的工具,成本效果好的药品应得到较高的价格。

　　以价值为基础的定价可以改善工业企业及其客户的差异化需求,增加企业盈利能力和价值创造。价值定价是基于患者市场细分的,让适合的患者可以得到疗效更佳的治疗。价值定价的基础条件是将新药与在该市场细分中存在的标准治疗(最有效的治疗或者是最常用的治疗)进行对照研究。精确测算药物的目标患者数、适应证患者数,以及随着患者发病、治愈、转归和死亡的动态数量变化。价值是医疗体系中所有利益相关者共同的关注点,健康产出和经济成本是评价药物价值的两个关键的维度。成本 – 效果和成本 – 效用分析是全球药物经济学实践中应用最广泛的评估方法,将成本与产出进行比较,应用增量分析法得出增量成本效果比(incremental cost effectiveness ratio,ICER)。药物的成本均以货币的形式计量,效果多采用质量调整生命年(quality adjusted life year,QALY)。在成本产出增量分析结果模型中,评估药物相较于参照药物的健康产出和成本情况,判断其价格与支付方意愿支付价格的相对关系,可得到两个方案象限:①劣势方案象限:健康产出更差、成本更高不具备成本效益;健康产出差、成本更低不具备研究意义。②优势方案象限:健康产出更好、成本更低,提示药品价格低于支付方意愿支付价格。当然,健康产出更好时,成本也更高,这时需要考虑增加的健康产出和多付出的成本在经济学上是否值得,需要将 ICER 与成本 – 效果阈值进行比较。阈值最常见的表现形式为"每 QALY 所需支付的成本"。按照国际通行做法,评估药物的最佳阈值为 ICER 小于 1 倍人均 GDP/QALY,这时认为评估药物具备经济性优势;ICER 大于 1 倍且小于 3 倍人均 GDP/QALY 时,需要考虑健康产出的影响和基金的承受程度;ICER 大于 3 倍人均 GDP/QALY 时,该评估药物不具备经济性优势。所以,在 ICER 为 1 倍人均 GDP/QALY 时,对应的药物价格是支付方意愿支付价格的上限,在疗效上获得重大突破或者应用范围比较窄的罕见病药物可能会获得 ICER 大于 1 倍人均 GDP/QALY 对应的药物价格上限。还要考虑的关键因素是患者支付能力和社会可负担性。同时基于疾病流行病学、药物临床循证医学、真实世界研究和药物经济学研究的相关证据，评估谈判药品的临床应用价值。企业应用药物经济学还需预估未来 3 ~ 5 年的市场占有率（受到企业的市场营销计划、知识产权保护、医保基金等因素约束），测算药品进入医保支付后可能带来的医疗获益、产生的费用增长和对医保基金预算的影响。预算影响分析可以获得以下几个方面的优势：替代原医保目录药品，节约药品成本；提升疗效，降低复发率，减少后续治疗成本；改善安全性，减少不良反应管理费用及由于不良反应产生的并发症的成本；降低再住院率，减少住院及院内治疗成本等。

2. 支持药品市场准入

国家卫生健康委员会提出药物临床综合评价要围绕药品的安全性、有效性、经济性、创新性、适宜性、可及性等进行定性和定量分析。在进行经济性评价时，根据药品决策的具体需求，可选择开展成本 – 效果分析、成本 – 效用分析、成本 – 效益分析、最小成本分析等，在条件允许的情况下优先推荐成本 – 效果分析，必要时进行卫生相关预算影响分析，全面判断药品临床应用的经济价值及影响。

据统计，药品列入医保目录报销后，医保销售占产品总体市场销售的80%。进入医保目录的新药，可掌握市场先机和获得专利保护，能获得60% 的市场份额。例如，2017 年曲妥珠单抗（2017 年生物类似物尚未获批）通过谈判纳入医保目录，2018 年 10 月左右落地实施，从 PDB 样本医院数据来看，2018 年上半年销售额 4.58 亿元，下半年 8.52 亿元；2019 年上半年 9.45 亿元，下半年 10.04 亿元。2017 年首次纳入国家乙类医保，经过医保局谈判后价格由原来的每瓶价格 24 500 元降至 7600 元[440 mg（20 mL）/瓶]。虽然价格降至原来的30%，但 2019 年下半年

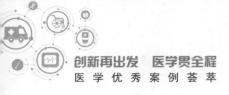

销售额却比 2018 年上半年翻了一番，药物的临床使用率迅速提升，实现了高临床价值药品的快速放量。2019 年医保续约谈判，曲妥珠单抗持续降价至 7270.16 元每瓶。2020 年 8 月曲妥珠单抗仿制药在国内上市，中标价为 1688 元（150 mg）。患者 1 年的治疗费用较使用原研药降低了 50%，进一步减轻了经济负担。

三、药品上市后阶段（成长期、成熟期和衰退期）药物经济学的应用

药物经济学评价的上市后阶段应用主要在成长期和成熟期。专利过期后仿制药上市，竞争加剧，仿制药替代加速，或者新技术的迭代导致产品进入衰退期。前期积累的临床证据、药物经济学证据，以及建立的企业和品牌的正面公众形象，是药物延续的关键。衰退期不再建议进行大规模的研究投入，保留合理利润的价格支持生产供应。药品的上市后阶段需要解决的问题是不断进行的药物经济学证据更新，开展依从性研究和真实世界研究，为医保续约谈判和应对带量采购（volume-based procurement，VBP）提供决策依据。

1. 基于价值传播的专业化推广

在德国，药厂常利用经济研究来支持他们的效果评价和作为市场销售的辅助工具。跨国公司（multinational corporation，MNC）的药物经济学研究结论早就作为推广材料的一部分。专业化推广需要关注所有相关者未被满足的需求：①从患者的角度来看，需要改善临床症状、提高生活质量，减少医药费用等。②从医生的角度来看，需要获得上市后药品的患者真实世界研究（real world study，RWS）、临床研究和医院药品使用数据等，还需要了解药物疗效、安全性及能否改善患者临床症状和生活质量，是否可为临床指南和临床路径提供依据。疗效和安全性评估之外的新维度——经济性数据，也是辅助医生和患者选择最有效治疗策略的指标。

③从医疗机构的角度看，药物经济学评价结果要能够帮助医生或药师在做治疗决策时选择更有效且经济的药品、恰当的治疗方法和恰当的治疗手段等以更好地促进临床药物的合理使用，同时要能够减轻患者的经济负担，节约药品资源，减少医疗成本。④从企业的角度看，新药品的市场定位需要结合精确的患者类型、诊疗策略制订原则、医生的处方习惯、与其他治疗方案的优劣势比较等。更精确的患者人群，写入指南和路径，更有效的支撑规范合理的临床应用。为获得更加明确的患者人群，提升市场份额，提供专业支持。对比标准治疗或者最常用治疗。⑤从社会的角度来看，需要节约药品资源、减少医疗成本、减轻患者的经济负担（图 18-4）。

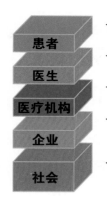

患者 ◄ 改善临床症状和生活质量

医生 ◄ 为临床指南和临床路径提供依据
辅助医生和患者选择最有效的治疗策略

医疗机构 ◄ 卫生资源合理占用
临床合理用药

企业 ◄ 获得更加明确的患者人群
提升市场份额并提供专业支持

社会 ◄ 减轻患者的经济负担
节约药品资源
减少医疗成本

图 18-4　多维度的药品价值传递

2. 持续增强品牌竞争力

在市场和环境发生改变后，要在合适的时机进行持续的基于药物上市后数据的经济再评价，具体有以下 4 种情况：①有新的竞争者进入市场，有新技术、新疗法和新药物等：一个药物上市很长时间以后，如果有新药物或者新的治疗手段应用于临床，而又没有充足的药物经济学证据证明它较其他新药物在成本效益或者性价比上更有优势的话，它就会有被淘汰的风险。②产品改良后，扩展了新的适应证人群、开发了新剂型和临床使用

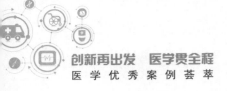

方式发生变化等：由于不同适应证情境下的临床治疗策略和对比的标准治疗或常规治疗不尽相同，所以在 A 适应证下的 PE 评价结果不能直接使用在 B 适应证中。扩展适应证后需要补充该类数据完成政策准入和证据强化。医保报销有些情况下是限定报销范围，以规范临床合理用药。需要提供关键证据，对限定范围做调整。③上市后 RCT 研究、RWS 研究等研究结果更新了疗效、安全性等重要数据时，疾病谱发生了改变或者有流行病学、疾病负担等数据更新时。④政策影响，如医保基金管理和价格动态管理等。成熟期药品拥有庞大的患者群体基础，一部分医保支付的高价药品面临着占用大量医保资金的情况。在医保基金谈判意向强烈时，需要提供有益的药物经济学评价数据和预算影响分析数据，在质量、成本、价格之间寻求平衡。一方面要不断提高生产质量，降低生产成本，提供质优价廉的好药；另一方面要结合疾病的发展、技术的进步和市场竞争的变化等实行动态价格管理。

3. 仿制药上市后的价格管理

近年来我国开展的国家集中采购积极推进仿制药对原研药的替代，在药品价格管理中引入市场竞争机制，在政府主导的战略购买中，由于采购量足够大，使得企业在竞标过程中也有降价的意愿（图 18-5）。参考价格制度和集中采购的前提是药品质量一致性，活性成分相同的原研药与仿制药可以进行替换。这两种方式促进了同类药品的价格竞争，不仅使制药企业拥有了自主定价的权利，而且实现了控制医药费用的目的。竞争是市场价格形成的重要手段，站在患者的角度，患者可以以较低的价格获得所需药品。站在制药企业角度，一方面要考虑成本因素，因为利润是企业生存的决定因素，制药企业为了获得更多的市场份额很可能先低价进入市场，然后通过提价获得高额利润，或者后期由于利润低而停产。另一方面还应该考虑产品的竞争状况，如果是完全竞争的市场环境，在产品质量一致的前提下，价格的竞争必定是核心要素；如果是专利药、独家产品，就会具有垄断性定价地位；如果是不完全竞争，一致性评价后的仿制药上市的数量将直接影响交易价格。

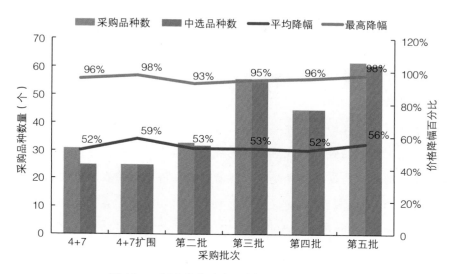

图18-5　国家集中采购品种数和价格降幅分析

四、总结

药物经济学已经发展成为理论与实践紧密结合的学科。药物经济学评价应用于卫生管理决策领域并逐渐成为制药企业的刚需。在制药行业鼓励创新、鼓励合理定价、鼓励仿制药替代原研药的政策背景下，制药企业的研发策略和营销策略对药物经济学研究的需求日益增多。药物经济学研究通过科学的方法锁定患者人群，精确市场定位，满足市场需求，发现药物的独特优势，传播药物价值，促进临床合理用药，高效使用卫生资源，预测相关结果或趋势，以提高药物上市成功率或及时止损。药物经济学在不同的药品生命周期中发挥着巨大的价值，也在引导创新、提高效率、降低成本和减轻社会负担方面发挥着重要作用。

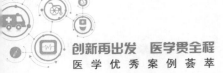
案例解读与展望

从 2020 年医学事务发展趋势报告上看，中国境内很多的内资药企尚未设置药物经济学评价职能部门。企业高层决策部门尚不清楚药物经济学在管理中所起的作用，缺乏战略性指导，没有形成一个明确而长远的发展目标。基于目前的外部政策压力和市场压力，各个企业都还正在摸索与外部组织进行合作。药物经济学研究缺乏人才，企业没有设置标准化的药物经济学课程及正规的培训计划，也没有相应的专业技术团队。我国部分医药企业缺乏对药物经济学战略上的重视和战术上的支持，导致药物经济学在企业中的应用与发展处处受限。随着药物经济学评价在政策要求和市场准入层面的必要性加强，建议医药企业重视药物经济学在药品全生命周期管理中的重要作用。笔者对优化药物经济学职能和促进药物经济学专业化发展提供如下建议：

（1）国内制药企业可以考虑建立专门的药物经济学部门或者药物经济学研究小组。早期药物经济部门设立的目的是获准药品报销目录。药物经济学职能部门在国内制药企业多归属于医学部、政策准入部门或者市场部，还有大部分的药企将药物经济学评价工作交给公司以外的第三方机构。1998 年，3 位美国经济学家对 45 个有影响力的制药和生物技术公司药物经济学部门进行了调查，发现其常规的药物经济学部门是由 12 名全时制工作人员组成的小组。

（2）招聘专职的药物经济学研究人员，开展独立的药物经济学评价工作。加强药物经济学团队成员的培养、研究院资助培训和实习培训等。有研究显示跨国制药公司的药物经济学部门 38% 的成员已获得了博士学位，23% 的成员拥有硕士学位，10% 的成员拥有学士学位。2006 年中国药科大学设立全国首个药物经济学硕士点和博士点，多年来为国内药物经济学的发展贡献了大量专业人才。

（3）药物经济学小组进行项目管理工作。积极与国内高校、研究机构或商业组织启动研究资助项目，吸引高校的智力资源。有研究显示约 1/3 的大型公司和 1/2 的中型公司将一半以上的药物经济学评估工作委托给第三方组织，约 2/3 的小型公司将药物经济学评估工作委托给第三方组织，并且在药物经济学项目上花费的资金也占了预算的一半以上。中国药科大学、北京大学、复旦大学、天津大学和暨南大学等高校纷纷设立药物经济学研究所作为行业智库。

（4）各方相关人员积极参与学术年会和继续教育项目。2008 年，中国药学会成立药物经济学专业委员会，多方专家共同推进药物经济学学科的发展和实际应用。每年药物经济学专委会均会举办学术年会，届时医药管理部门、医疗机构、高校、科研院所和医药企业的相关工作者可共同参与，交流学习。

➲ 经典启示

（1）药物经济学为以价值为基础的药品定价提供了方法学基础。协助制药企业构建全面的价值评估框架，指导制订合理价格。

（2）药品研发阶段，遵循以终为始的新药设计策略，药物经济学为最终的药品价值评估提供证据。制药企业得到相对准确的药品价值预判，推动企业研发创新并以最大化的药品价值来提高竞争优势。

（3）药物经济学分析是创新药上市过程中的刚需，为药企提供药品市场准入的定价策略，是参加国家医保谈判的关键。

（4）在价格动态调整的背景下，药物经济学研究可根据竞争情况和成本变化等市场趋势不断强化价值评估证据，制订价格调整策略。

开篇导读

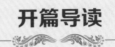

　　有效延长一款成熟创新药的生命周期方法多种多样，如改变剂型、拓展适应证等方式，然而类似的方法均需要较长的时间与大量的人力和物力，对于企业来说巨大的成本与将来所获取的市场份额是否能够成正比也需要非常谨慎地考量。面对同类产品的激烈竞争，考量标准不仅仅是疗效与安全性。随着药物经济学在我国的不断发展与进步，我们国人自己的创新药也进入了药物经济学评估的时代，药物经济性的优势同样能够为产品带来新的生机。以下内容将为大家展示国内第一款选择性环氧合酶-2（cyclooxygenase-2，COX-2）抑制剂艾瑞昔布对比同类产品药物的经济学研究案例。

19

成熟创新药药物经济学评价案例

郭志伟　李一

骨关节炎（osteoarthritis，OA）、心血管疾病及癌症被世界卫生组织（World Health Organization，WHO）并称为威胁健康的三大疾病。OA属于老年慢性退行性疾病，结合 OA 多发于中老年人群的病理特征，以及我国老龄化进程的加快，我国骨关节炎患者人数将在未来连年攀升。

OA 患者同时伴有沉重的经济负担和社会负担。在致残率方面，OA可导致关节疼痛、畸形与活动功能障碍，进而增加心血管事件的发生率及全因死亡率。据报道，OA 的致残率可达 53%。在卫生服务利用方面，OA 患者因治疗 OA 而产生的年直接花费为 8858 元（2017 年人均可支配收入为 25 974 元），且每年因 OA 平均去医院就诊（11.8±4.1）次（2017 年2 周门诊就诊率为 13.0%）。

骨关节炎治疗目的主要以减轻或消除疼痛、改善或恢复关节功能、矫正畸形、减轻炎症、延缓软骨退化、减轻残疾、改善生活质量为主。骨关节炎的治疗可以被归纳为保守治疗和手术治疗两大部分，新版骨关节炎诊疗指南中将骨关节炎的手术治疗分为重建手术和修复性手术，只有当基础治疗和药物治疗无效时才会考虑进行手术治疗。非甾体抗炎药（non-steroidal anti-inflammatory drugs，NSAIDs）是 OA 药物治疗中最为常见的一类药物，也是国际和国内 OA 诊疗指南推荐的一线药物。NSAIDs

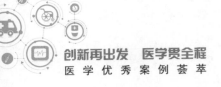

分为传统 NSAIDs 和选择性 COX-2 抑制剂。据相关报道显示，选择性 COX-2 抑制剂的不良事件发生率比传统 NSAIDs 要低。传统 NSAIDs 包括阿司匹林、布洛芬、双氯芬酸钠等药物；选择性 COX-2 抑制剂药物包括艾瑞昔布、塞来昔布、依托考昔等药物。艾瑞昔布作为我国自行研发的选择性 COX-2 抑制剂，自 2011 年上市以来被广泛地应用于 OA 及其他急慢性疼痛的症状缓解与治疗中，虽然已有大量临床研究证据在国内外期刊上发表，但其应用于 OA 治疗的药物经济学评价却一直缺失。为了综合评价艾瑞昔布片的药物经济学效应，本研究选择了塞来昔布胶囊和双氯芬酸钠肠溶片两种在国内同样被广泛应用于 OA 治疗的选择性 COX-2 抑制剂和传统 NSAIDs 作为对照，综合艾瑞昔布片及塞来昔布胶囊和双氯芬酸钠肠溶片 3 种 NSAIDs 药物的成本、安全性和疗效 3 个方面的数据，构建我国特有的 OA 治疗经济学评估模型，对艾瑞昔布片的药物经济性进行多维度的评价，为多方利益相关者提供参考依据。

基于研究目的，本研究主要包括以下 4 个方面的研究内容：模型构建、收集输入参数、进行经济学分析和基于研究结果提供相关建议。

首先，根据英国国家卫生和临床技术优化研究所（National Institute for Health and Care Excellence，NICE）的 OA 经济学评估模型构建本研究使用的模型，该 OA 模型融合了 Markov 模型和决策树模型。Markov 模型一般以疾病的自然进展作为划分健康状态的依据，但是目前的 OA 治疗药物不能阻止或者逆转 OA 的疾病进程。因此本研究构建的经济学评估模型是基于纳入分析药物的不良事件进行健康状态划分，对纳入的 3 种药品的不良事件进行归纳总结，在此基础上划分出健康状态。各个状态之间的转换在英国 NICE 模型的基础上，通过参考文献资料和结合专家访谈进行了必要的调整。该模型共包括了 14 个健康状态：无不良反应的骨关节炎患者、消化不良状态、症状性溃疡及其治疗后状态、复杂性消化道疾病及其治疗后状态、心肌梗死及其治疗后状态、脑卒中及其治疗后状态、心力衰竭及其治疗后状态、慢性肾炎、死亡（图 19-1）。模型模拟初始，模拟队列中所有患者均处于无不良反应的 OA 状态，模型运行后，模拟队列中患者将根据各个健康状态中的决策模型概率进行模拟分布。同时，该模型中内嵌了多个决策树模型决定副作用状态的转换路径。本研究假设消化不良和症状性溃疡两个不良反应均在门诊治疗即可，即假设这两个状态的患者 100% 在门诊治疗。除此之外，复杂性消化道疾病、心肌梗死、脑卒中、心力衰竭和慢性肾炎 4 个不良反应状态由模型内嵌的决策树决定患者接受门诊治疗或手术治疗（图 19-2）。

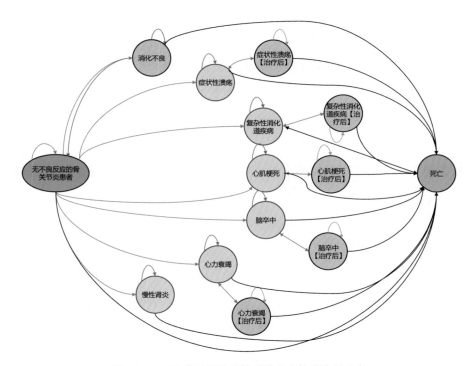

图 19-1　OA 药物经济学模型的状态转移路径示意

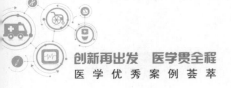

复杂性消化道疾病等 ┬── 门诊治疗比重 ── 门诊治疗
　　　　　　　　　 └── 住院治疗比重 ── 住院治疗

图 19-2　模型内嵌决策树示意

根据 Markov 模型的特征，主要需要输入的变量包括成本、效用和转移概率三大部分。本研究的成本按照治疗的疾病分为 OA 的治疗成本和不良事件的治疗成本两部分；效用分为按照药物疗效不同而不同的无不良反应的 OA 状态和各个不良反应状态的健康效用；转移概率分为各个状态的死亡率、不同药物治疗骨关节炎的不良反应事件发生率、各个不良事件的治疗有效率和复发率。模型输入变量的主要来源为文献资料、专家访谈、真实世界医疗大数据平台 3 个部分（表 19-1）。通过查阅文献资料获取纳入分析的药品价格和推荐剂量信息、使用各项治疗策略产生的不良反应概率、不良反应疾病的治疗有效率及复发率、全人群死亡率和疾病别死亡率等信息；通过卫生经济学专家及临床医生访谈获取数据提取策略、骨关节炎药物治疗流程、药品推荐剂量等信息；通过医疗大数据库，收集药物治疗费用及各不良反应的治疗费用，数据来源为分布在全国 20 个省份的 170 家医院的医院信息系统（hospital information system，HIS），其中 28% 为一级医院，62% 为二级医院，10% 为三级医院。本次数据提取的思路为：①首先按照 ICD-10 疾病编码识别唯一诊断为相关不良反应的门诊/住院患者。②对被识别的患者按照意向条目提取该名患者的诊断信息、费用信息等。

表 19-1 模型输入变量资料收集方法

资料收集方法	文献资料	卫生经济学专家访谈	临床医生访谈	医疗大数据库
不良反应治疗成本	✓	✓	✓	✓
OA 药物治疗成本	✓	✓	✓	✓
健康效用	✓			
转移概率	✓		✓	

案例解读与展望

本研究采用的经济学分析方法为成本－效用分析，成本采用的是各个健康状态上的消耗费用，用金钱来度量；效用采用的是以质量调整生命年（quality-adjusted life years，QALY）来度量。使用的评估标准是增量成本效用值（incremental cost-effectiveness ratio，ICER），以人均国内生产总值（gross domestic product，GDP）作为支付阈值的参考依据，并根据增量成本效用值对 3 种药物的经济性进行排序，做出经济学评估的结论。由于年龄是 NSAIDs 药物治疗 OA 不良反应的风险因素，65 岁以上人群较 55～65 岁组人群发生不良反应的风险要高，因此，本研究按照风险的大小，进行了两轮模拟，分别设置患者基线年龄为 55 岁和 65 岁及以上两个基线队列，对这两个基线水平进行分别建模，探究在不同不良反应风险水平情况下的卫生经济学结果差异。此外，本研究还对成本数据、健康效用数据、转移概率数据等各项输入变量进行单因素敏感分析，评后模拟结果的稳定性并探索影响结果的主要因素。

通过真实世界数据、英国 NICE 数据和中国相关调查数据等，获取模型输入参数中的成本、效用和转移概率。本研究主要发现了以下 3 点：①低风险年龄组（55 岁年龄组）和高风险年龄组（65 岁年龄组）的结果

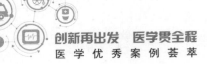

相似。②从经济学角度出发，以双氯芬酸钠为对照，塞来昔布和艾瑞昔布提高的效用值要比双氯芬酸钠高，同时增加的成本也比双氯芬酸钠高。增量成本效果比的分析结果显示，与双氯芬酸钠相比，塞来昔布和艾瑞昔布的增量成本均在1倍人均GDP以内，塞来昔布和艾瑞昔布是具有良好经济效益的。而艾瑞昔布相对于塞来昔布来说，也是在增加了成本的同时提高了健康效用值，通过增量成本效果分析，我们发现艾瑞昔布和塞来昔布的增量成本效果也是在1倍人均GDP以内，并且艾瑞昔布较塞来昔布也具有良好经济效益。③在敏感分析结果中，通过对贴现率等进行相关上下调整，以及对成本、效用和转移概率等关键变量进行25%的上下调整，我们发现在两个年龄组中所有两两比较的结果均在3倍人均GDP以下，只是在高风险年龄组中，当消化不良效用风险值提高25%时，塞来昔布对比双氯芬酸钠的ICER值接近3倍人均GDP。总体来说，模型的输出结果较稳定。通过分析每组成本效果的影响因素，显示消化不良和心肌梗死的不良反应发生率是影响成本效果分析结果的主要因素。

➲ 经典启示

　　本研究构建的模型是基于英国NICE的OA经济学评估模型，并且利用中国真实世界的成本数据，建立了具有中国特色的药物经济学评估模型。从现实意义上来说，本研究从循证医学角度，提供了艾瑞昔布片、塞来昔布胶囊和双氯芬酸钠肠溶片3种药品治疗骨关节炎的成本效果比。基于研究结果，本研究能够为患者、医疗服务提供方、医疗保险支付方、相关政策执行方等多方利益相关者提供实用性的建议。通过中国市场的数据构建中国特色的模型，评估中国自己的创新药，进一步焕发了国研药物的生机。

参考文献

[1] SUN X，ZHEN X，HU X，et al. Cost–utility analysis of imrecoxib compared with diclofenac for patients with osteoarthritis. Cost Eff Resour Alloc，2021，19（1）：22.

[2] SUN X，ZHEN X，HU X，et al. Cost–utility analysis of imrecoxib compared with celecoxib for patients with osteoarthritis. Ann Transl Med，2021，9（7）：575.

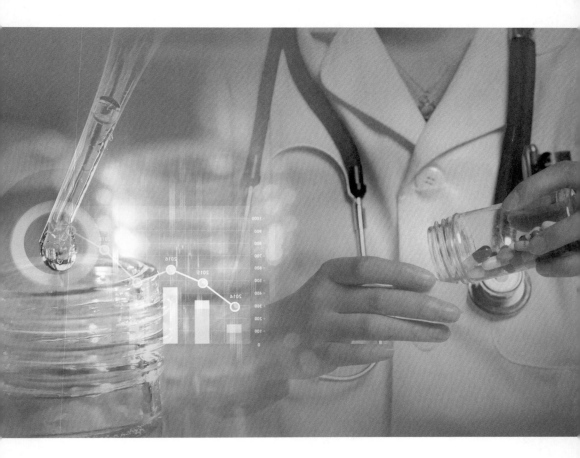

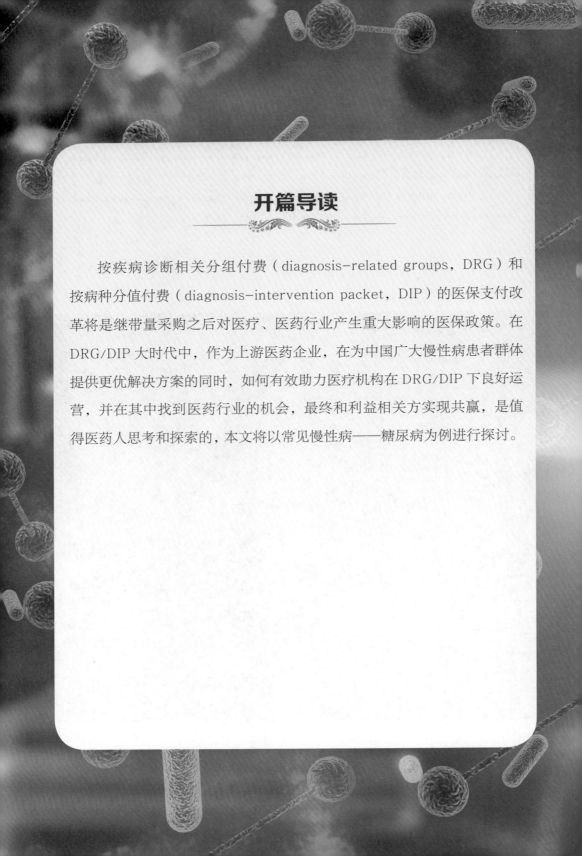

开篇导读

　　按疾病诊断相关分组付费（diagnosis-related groups，DRG）和按病种分值付费（diagnosis-intervention packet，DIP）的医保支付改革将是继带量采购之后对医疗、医药行业产生重大影响的医保政策。在DRG/DIP大时代中，作为上游医药企业，在为中国广大慢性病患者群体提供更优解决方案的同时，如何有效助力医疗机构在DRG/DIP下良好运营，并在其中找到医药行业的机会，最终和利益相关方实现共赢，是值得医药人思考和探索的，本文将以常见慢性病——糖尿病为例进行探讨。

20

以患者为中心的共病管理助力医疗机构探索 DRG/DIP 下的生存之道

刘婉婷　石艳玲

中国常见慢性病及共病诊疗现状严峻

慢性疾病已成为威胁中国人健康的重要因素，癌症、心脑血管疾病及糖尿病占中国居民死亡原因的 80％。我国是糖尿病大国，根据最新流调数据，我国 18 岁及以上人群糖尿病患病率为 11.2％（WHO 标准），但糖尿病诊治现状不容乐观，糖尿病知晓率（36.5％）、治疗率（32.2％）和达标率（49.2％）仍处于较低水平，且消耗了大量医保资金。糖尿病也是多种常见疾病的共患病，常见慢性病如冠心病、脑卒中及慢性肾功能不全合并糖尿病的比例达 20％~50％。糖尿病在医疗机构中呈现多科室分布状态，血糖控制不佳会严重影响患者其他疾病的预后，对手术、创伤、重症监护等住院患者构成重大威胁。

目前基层医院对糖尿病的诊疗能力相对较弱，对糖尿病患者的识别和管理能力重视不足。加强全院糖尿病患者的管理，对于为住院患者提供全面诊疗、提高医疗质量、降低医疗风险有重要意义。

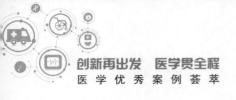
DRG/DIP 支付改革"箭在弦上"

2021 年 11 月 19 日《国家医疗保障局关于印发 DRG/DIP 支付方式改革三年行动计划的通知》提出到 2024 年底实现统筹地区全覆盖，到 2025 年底实现医疗机构和病种、医保基金全覆盖，这意味着 DRG/DIP 支付方式改革的全面加速。DRG/DIP 支付方式的指导思想是通过统一的按病种或病组制定定额的支付标准，优化医疗资源配置，激励医院加强医疗质量管理。通过 DRG/DIP，能够实现：①限制医疗资源的过度使用，同时有效控制医院成本，减轻患者经济负担。②实现医疗资源的优化配置，包括优化诊疗过程、约束不合理的诊疗行为、推动临床路径建设。③通过 DRG/DIP 构建对医疗机构的正向激励机制，实现医院精细化管理，促进医院的高质量发展。

医院为获得更多有效的医保资金，需主动采取"降本增效"以实现在 DRG/DIP 下良好运营。"降本"即降低医疗成本，可以通过减少患者住院天数、住院费用，以及降低疾病复发和恶化比例等实现。"增效"包括提高医疗效率、提升医疗质量，可以通过降低并发症发生率、增加患者满意度，以及提升 DRG 相关指标如 RW 值（代表临床医生的工作量）、DRG 组数（代表科室覆盖的病种和医疗技术范围）、CMI 值（即病例组合指数，代表治疗病例的复杂难易程度）等实现。

共病综合管理体系建设

以常见慢性病——糖尿病为例，糖尿病患者分布在各个科室，如各科室提高对糖尿病患者的"筛、诊、治、防"，即正确筛查出更多的糖尿病患者、提供规范有效的诊治、预防糖尿病并发症的发生，可以帮助实现以上"降本增效"所涉及的各个方面，从而帮助医院获得更多有效的医保资金。因此基于医院和科室的潜在需求，协助医院开展 DRG/DIP 支付方式，可帮助全院糖尿病患者管理体系的建设。

（1）加强基层医院全院糖尿病患者规范化管理，建立全院多科室协同的管理机制，减少住院患者中糖尿病导致的并发症和死亡风险，优化全院常见慢性疾病的病种结构，主动开展全成本管理，提升医院糖尿病服务质量和管理水平。

（2）充分发挥医保支付的作用。DIP/DRG"打包付费"是引导医院主动开展成本控制的关键性经济杠杆，是促进医院全院加强糖尿病等慢病管理、降低此类住院病例成本控制的重要支付工具。

（3）医疗机构顺应 DIP/DRG 改革的大环境，做好支付方式改革的基础性建设（病案、编码、信息化），进行内部流程再造，加强临床路径管理，控制物耗（药品耗材）成本，缩短住院日，保证医疗质量，降低个人负担，提高患者满意度，通过效率提升、成本控制、质量提升来使医院获得的利益最大化。

共病综合管理诊疗流程及规范

目前各学科的诊疗规范多针对单病种，而针对共病综合管理的诊疗流程及规范有限。因此，可以协助学会梳理、汇总、总结现有临床指南、共识规范、循证证据中共病患者管理的内容，并征询不同领域、不同学科临床专家的建议，制订适合共病患者的管理诊疗流程及规范，为共病患者制订个体化方案、治疗目标及随访计划提供依据，以提高全院各科室临床医生对慢病及共病筛查、诊断和评估、并发症及合并症的识别治疗等诊疗规范。让更多的慢病及共病能够被识别，并接受规范的检查、诊断、治疗，从而减少并发症及死亡风险，使广大患者获益。

建立健全常见病组临床路径

随着我国医保支付改革的推进和 DRG/DIP 付费的推行，临床路径作

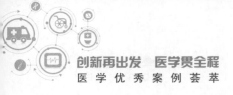
为一种医疗质量的管理工具，可以为DRG/DIP的执行提供强有力的支撑。DRG/DIP作为支付手段用于协调医保和医院之间的关系，"打包付费"的方式意味着医疗保险所付的费用将和医院实际的资源消耗没有关系，只有当所提供服务的成本低于医保付费标准时，医院才能有所收益，这在无形中埋下了"一味追求控制成本而忽视医疗质量"的安全隐患。临床路径可以帮助医院在保障医疗质量的同时控制医疗成本，正好能弥补DRG/DIP的不足，在DRG/DIP的推进过程中优势互补、相互促进。

此外，我国地域广阔，经济发展水平存在差异，不同级别的医院接诊的患者类型有较大区别。如核心城市三甲医院接诊的患者病情相对比较复杂，不太适合临床路径的可能性比较大；相反，一些县级医院接诊的患者适合临床路径的比例会高一些。在新的支付模式下，辅助用药将明显减少，临床医生更倾向使用性价比高的药物，因此成本效果优势突出的药物更有可能被留在临床路径中。另外，现有的临床路径是针对某类疾病，在DRG/DIP支付体系下应该有基于每个病组的临床路径，因此协助县域医院建立慢性病共病的临床路径，可以帮助不同科室临床医生提高常见慢病及共病的规范诊疗能力，在DRG/DIP下保障医疗质量。而在临床路径的建立和优化过程中，具有成本效果优势的产品，依据强有力的循证证据、指南共识推荐在临床路径的标准治疗方案中具有竞争优势。

总结

作为有社会责任的医药企业，坚持以"患者为中心"，洞察疾病现状、患者和客户需求，响应政府推动药物的可及性和可负担性，在医疗机构追求高质量发展的大背景下顺势而为，通过高质量的循证和合理的产品定位找到多方共赢的决策点，才能更好地在医改新常态下持续发展，最终实现与患者、医疗机构、政府等多方携手共赢。

案例解读与展望

医保支付方式改革目前还处于政策实施的初步阶段，各项机制、制度均未完全成熟，各方都在摸着石头过河。医疗机构在探索如何平衡财务、运营压力，以及临床学科的建设和发展，这对于具有科学领导力的医学团队是挑战更是机遇。可以考虑在推动临床路径优化、开展药物经济学研究、促进医院间 DRG/DIP 经验交流，以及协助医院（科室）找到 DRG/DIP 下具有本院（本科室）特色的核心病组等，找到新政下医学团队工作的新方向。

➜ 经典启示

（1）为迎接即将改变行业游戏规则的 DRG/DIP 改革，医学人需有备而来。

（2）在埋头日常医学事务的途中，医学人也需抬头前瞻性地关注政策风向，顺势而为。

（3）医院管理者已成为我们的关键客户，需更多地站在他们的角度思考，洞察他们的需求。

参考文献

[1] LI Y，TENG D，SHI X，et al. Prevalence of diabetes recorded in mainland China using 2018 diagnostic criteria from the American Diabetes Association: national cross sectional study. BMJ，2020，369：m997.

[2] 医保局 . 国家医疗保障局关于印发 DRG/DIP 支付方式改革三年行动计划的通知 .（2021–11–19）[2021–12–31]. http://www.gov.cn/zhengce/zhengceku/2021–11/28/content_5653858.htm.

[3] 左华 . 像院长一样思考：DRG 下非临床服务的实战技能十八式 . 北京：化学工业出版社，2020.

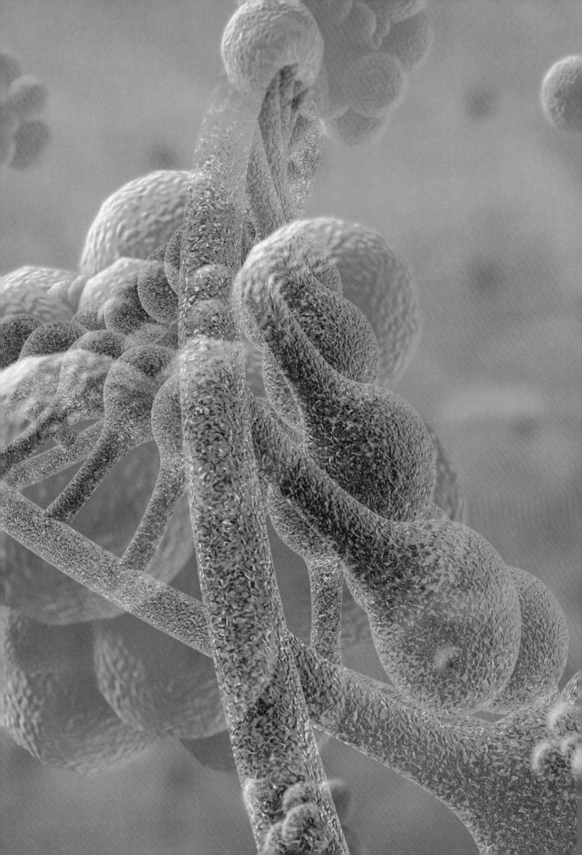

医学模式创新
——新价值与新定位

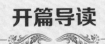

开篇导读

  细菌是影响人类健康的最重要病原体之一。20世纪20年代，随着抗生素的发明，细菌造成的感染得到有效遏制。但90多年后的今天，细菌尤其是革兰阴性菌的耐药现象不断产生且日益严重。从"中国细菌耐药监测网"可以看到，2005—2020年，耐亚胺培南的肺炎克雷伯菌的检出率从2.9%上升到了24.2%，耐亚胺培南的鲍曼不动杆菌的检出率更是从41.3%上升到了73.4%。

  头孢哌酮/舒巴坦是20世纪80年代中期研发的不可逆β-内酰胺酶抑制剂舒巴坦与三代头孢菌素头孢哌酮的复合制剂，已在全世界共32个国家上市，在中国上市了1∶1（0.5 g头孢哌酮+0.5 g舒巴坦）和2∶1（1 g头孢哌酮+0.5 g舒巴坦）两种规格，商品名为SPS。截至2021年，头孢哌酮/舒巴坦在中国的使用量占到了全世界的95%以上。规格方面，中国以使用2∶1规格为主，其使用量占到了总使用量的68%。上市20余年，头孢哌酮/舒巴坦被中国的临床医生誉为"治疗中重度医院获得性感染的首选药物之一"，与其他三代头孢菌素相比，头孢哌酮/舒巴坦能够同时覆盖临床上日益增多的各种产超广谱β-内酰胺酶的肠杆菌科细菌、铜绿假单胞菌、不动杆菌等导致院内感染的主要细菌。并且由体外药敏监测和真实世界研究数据来看，头孢哌酮/舒巴坦治疗革兰阴性菌感染依然保持着高水准。2021年"中国细菌耐药监测网"的数据显示：

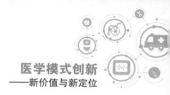

头孢哌酮/舒巴坦体外对于耐碳青霉烯类药物的铜绿假单胞菌耐药率为38.3%，对耐碳青霉烯类药物的鲍曼不动杆菌的耐药率为52.7%，远低于碳青霉烯类药物的相关耐药率。同时，2020年的头孢哌酮/舒巴坦有效性和安全性的Meta分析显示，与中国Ⅲ期注册临床相比，头孢哌酮/舒巴坦仍保持了较高的有效率和治愈率。

21

合理用药，科学制胜
——论经典抗生素产品生命周期管理

孔文冰　陆骏超　苏明　许文娟

在中国的临床实践中，医生如果想要足剂量使用头孢哌酮 / 舒巴坦，要经过多方面的考量，承受着政策方面的限制，使得很大一部分的患者得不到或得不到足剂量的头孢哌酮 / 舒巴坦治疗。拿《2013 年全国抗菌药物临床应用专项整治活动方案》举例，其对综合医院及其他各类型的医院住院患者抗菌药物使用强度做出了规定，然而，抗菌药物的使用强度与该药的限定日剂量（defined daily dose，DDD）成反比（DDD 由 WHO 设定为药物治疗其成人主要适应证的日维持剂量），若 DDD 比实际使用日剂量偏低，那么根据 DDD 计算得出的抗菌药物使用强度则偏高。自 2012 年起中国指南共识大多推荐头孢哌酮 / 舒巴坦 2∶1DDD 为 3 g q8h 和 q6h，结合我们近年进行的药代动力学 / 药效学研究，提示 DDD 为 3 g q8h 和 q6h 疗效达标概率才超过 90%，我们得出头孢哌酮 / 舒巴坦的 DDD 应为 6 g 比较合理，但目前 WHO 官网挂出的头孢哌酮 / 舒巴坦 DDD 仍然是最初的 4 g，医院以此计算抗菌药物强度后，其偏高的结果往往使其使用受限，例如，亚胺培南的 DDD 被规定为 2 g，用法为 0.5 g q8h，日实际消耗量为 1.5 g，反映用药频度（DDDs）为 0.75；头孢哌酮 / 舒巴坦的 DDD 被规定为 4 g，用法为 3 g q8h，日实际活性成分消耗量为 6 g，反映使用强度的 DDDs 为 1.5，远大于亚胺培南的 0.75。即使以往经验性和目标性治疗的疗效非常好，医生也不得不选择减少头孢哌酮/舒巴坦的应用剂量或其他的抗菌药物进行替代，这在不能保证疗效的同时也加剧了医生对其他抗菌药物如碳青霉烯类药物耐药的担忧。

为此，我们与公司跨部门进行过多次讨论。有观点认为，在现有 DDD 背景下，应主要做好医院管理者和医生教育，推动医疗专业人士根据实际的用药经验和药敏结果进行抗菌药物的选择。但这并不能实际解决医院层面对于 DDD 管理的焦虑与压力。因此，经过内部充分地收集证据和讨论后，我们做出了决定："推动头孢哌酮/舒巴坦 DDD 至 6 g"，以使其符合实际的临床实践，这样才能从根源上解决问题，更好地指导临床，避免不合理的管控，减少抗生素的不合理使用。

我们 7 月初积极联络到 WHO，厘清了申请 DDD 更新的必须流程，如递交材料是否需要公证的问题等。紧接着我们快速行动起来，开始收集和整理手上已有的证据和数据。同时，我们与公司总部和中国的主要部门召开了十余场会议，最终联合 14 个部门准备了 5 大内容（市场数据、说明书、指南共识、体外药敏数据、药动和药效学数据）、4 大材料（说明书、DDD 更新提案、销售授权、市场销量）。经 4 个部门审阅，前后共修改了 7 版才生成了最终版，整个过程仅用了 1 个多月时间，在截止日期 8 月 15 日前进行了递交。很快我们得到了 WHO 的回复，告知我们会在 2 个月后（10 月 14 日）的会议上进行讨论决定。

另外，我们从指南的内容中得知，WHO 在受理 DDD 修改申请之后（10 月 14 日的内部会议之前），会允许申请方参加一场"公开会议（open session）"环节，目的是充分陈述和演讲申请修改的理由，同时回答 WHO 专家的问题。经过内部讨论，我们认为这是一个可以更加充分、精准、直观地展示和解释我们已递交的和增加的数据和证据的机会，因此针对"open session"环节，我们进行了细致的筹备工作。对于此环节，我

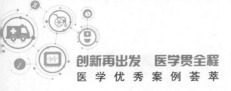

们总结出 3 个核心：①能够说明以 3 g q8h 和 q6h 为主流剂量频次的处方真实世界数据。②有合理的故事线，能够最大化呈现已有证据的幻灯片和展示演讲。③把握流程，确保合适的人出现在"open session"环节里，并且提前布置"open session"环节时的不同分工。根据这 3 个核心，我们设定了各自的时间线，在推进真实世界研究的同时，雕琢汇报幻灯片的故事线，融动了总部及中国的多个团队进行讨论，最终经过审阅后，决定使用第十版幻灯片作为定稿版本，同时详尽地进行了排练，在 WHO 规定的时间之内进行了内部参会人的官方注册，明确了彼此的会议分工。最终（10 月 14 日）我们顺利完成了 WHO 线上会议报告，并对 WHO 所提出的问题进行了详细回答。11 月 18 日，我们收到了 WHO 的回复，他们认为，我们的诉求及提供的证据是合理的，并对我们以抗菌药物科学合理使用和遏制耐药为目的的积极举措表示感谢，同时需要我们再增补一些全球范围的市场材料。对此，我们也在继续紧锣密鼓地准备中。我们坚信，有充分的证据和数据支撑，最后能够得到一个好的结果。

案例解读与展望

这是我们中国医学团队，也是辉瑞医学部第一次与 WHO 进行接洽，是一次大胆的尝试。在这次行动之前，我们提前了解了目前头孢哌酮 / 舒巴坦的 DDD 现状及与临床实践之间的矛盾，发现了未被满足的医学需求。由于没有可借鉴的经验，我们汇总了所有可利用的支持证据和数据进行递交，也对会议上的演讲做了充分的准备，最终获得了可喜的阶段性的结果。

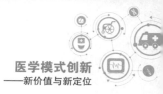

➡ 经典启示

（1）在准备材料的过程中我们总结了以下经验：①了解项目的基本概念和背景（如各项 DDD 衍生指标）有利于了解其背后未被满足的医学需求和所影响的市场。②尽可能地多收集信息、多方面收集信息，这样有利于做出更准确的评估。③在相对不利的境地下，需要有实现大胆举措的信心。④以指南为金标准，不道听途说。⑤只要有足够的证据和数据及充分的理由，中国团队就有能力领导全球的项目。⑥会议后尽快完成纪要，明确工作分配。⑦即使没有和 WHO 沟通经验与 SOP 及 DDD 修改先例可以借鉴，在充分准备的情况下，仍可以大胆尝试。当然，这需要就可能的结果事先在内部取得一致意见，以避免未成功导致的沮丧局面。

（2）在筹备与参与 WHO 的会议过程中我们总结了以下经验：①秉持实事求是的原则，根据我们现有数据规划汇报故事线。②利益若一致且很大则可能带来足够收益，因此可在经费受限的情况下，跨部门协商解决经费问题。③时程长、多任务紧急作战应借助团队的力量。④对其他任务和核心任务进行排序，优化工作时间安排。⑤在和总部及跨部门的会议过程中，只要需求合理，可据理力争。⑥提前进行 WHO 参会的联络和注册，保证所有人员顺利参会。

（3）最后感谢所有参与此项目的领导、同事和伙伴。相信通过我们的共同努力，能够为中国的抗感染事业做出贡献，使头孢哌酮/舒巴坦这个"老"产品更好地服务于中国广大的感染患者！

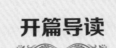

开篇导读

　　一场突如其来的疫情，给我们的社会带来了方方面面的影响。在医疗领域（从医药企业及其流通商，到医疗机构和线上电商平台，再到患者端），疫情加速了医疗供给链各方的革命，使得中国医疗保健服务能力有了新的格局。其中"互联网＋"对这场革命的催化作用更是历史洪流中浓墨重彩的一笔，我们说乘着"互联网＋"的东风，其他一切都能纷至沓来也不为过。大势之下，远程智能模式深入渗透医疗行业，一方面创新模式不断涌现，各种互联网健康平台如雨后春笋般冒出；另一方面从管理者、服务者再到医患终端对各种新工具的需求和接受度也越来越高。作为医学事务工作者的我们，深知这既是机遇，也是挑战。后疫情时代，"互联网＋"带来的是墨守成规地"躺平"，还是拒绝"躺平"，转而推陈出新？我们深知，拒绝"躺平"是这个时代最平凡的英雄主义。如何顺势而为，基于需求去创新？如何平衡新旧工具的迭代？如何面对创新工具带给我们的问题？这已成为我们即将要面临的重点话题。接下来，我们会将话题落地，以我们的视角聚焦日常工作，看看我们作为企业一线医学事务工作者／医学信息联络官目前面临了哪些现实情况，以及我们在不创新工具过程中的一些尝试和思考。

22

拒绝"躺平"
——后疫情时代下用创新工具，担学术之责

袁盼盼　曾洁　劳伟杰　吴斌

后疫情时代对我们的挑战

作为企业和外部 KOL 进行有效学术沟通的桥梁，MSL 在职能定位上被赋予了一线医学事务工作者的属性。疫情伊始，基于严峻的疫情形势和防控要求，面对面的学术拜访受到了极大的阻碍，我们和 KOL 之间联系的纽带瞬间受到影响。由于我们目前负责的《国家基本医疗保险、工伤保险和生育保险药品目录》中的产品谈判在即，加上新适应证即将上市，未来客户可能会增加，我们更需要在艰难时期有所突破。此外，如何在安全防疫且合规、公信的前提下创新学术拜访的工具，并开展有效外部学术沟通，是亟待解决的重要问题。

基于需求整体布局，组合出拳，一一击破

我们对外部客户学术沟通需求、内部团队专业提升需求，以及新的管理模式需求 3 个方面进行了深入剖析。如何更好地应对这些挑战是我们一直在寻求的答案。麦肯锡公司早在 2017 年的咨询报告中就提出：在高度数字化的趋势下，预计未来 3～5 年，医疗专家们将获得基于需求的更加

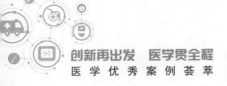
高质量、更加实时化的内容。正如他们报告中预言的，这一深刻变革正在紧锣密鼓地进行。针对外部客户沟通需求方面，我们开始借鉴远程智能模式思维进行探索。IQVIA 在 2019 年的调研报告（图 22-1）中提到，无论是作为独立沟通渠道，还是与面对面访问结合使用，远程医学沟通都发挥了价值，79% 的参研者表示该方式给他们带来的最大益处是能够灵活安排他们的会议时间，76% 的参研者表示远程沟通更契合他们的工作安排，57% 的专科医生表示他们已经在家中参与线上会议。这些都提示我们在应对外部客户需求方面，开发合适的线上沟通工具是基于现实顺势而为的。因此，我们针对不同客户人群开发了实时医学服务（real time medical service，RIMS）线上学术沟通平台、WeChat Push 个体化文献回复平台，以及 MSL ISSUE 热点话题速递电子期刊 "eMOVIE" 短视频项目，这四大工具之间形成组合拳，为特殊时期的学术沟通提供了解决方案。

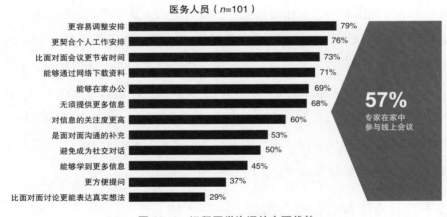

图 22-1　远程医学沟通的主要优势

接下来我们将分别围绕其中针对外部需求及内部需求的几个重点项目给大家讲讲我们的实践情况（图 22-2）。

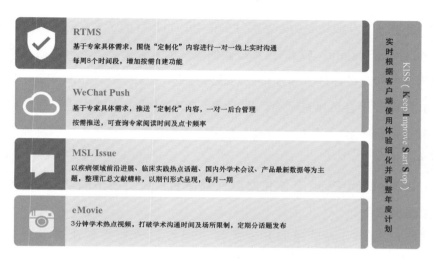

图 22-2　对外学术沟通项目一览

1. RTMS 线上学术沟通平台：实现核心专家／ non-SE 全覆盖的开挂之路

RTMS 是针对解决 non-SE 学术沟通而设计的线上学术沟通平台。与其他线上沟通平台不同的是，我们将 RTMS 项目客户终端整合进手机应用，客户能通过该平台自主提交学术问询，然后预约合适的时间与 MSL 进行线上可视化学术交流。MSL 端，我们采用轮班制形式，具体到时间和班次以客户具体需求为中心，精准剪裁、整理相关问题的学术内容，进行线上一对一或一对多的沟通。

RTMS 项目一经推出，得到了来自外部客户和跨部门在全国范围内的广泛好评，客户预约率不断刷新。随着我们对平台的不断优化，受到越来越多核心专家（scientific expert，SE）的青睐，MSL 在拜访受限的情况下，也纷纷开始尝试使用该平台来预约交流，甚至出现了"比起仓促的面对面沟通，我觉得线上沟通在时间上更加方便，内容上也更加全面"的评价。因此，目前我们 RTMS 项目已经从最初面向 non-SE 打造的项目自然演变成了实际中同时覆盖 SE 和 non-SE 的平台，与此同时，通过线上与专

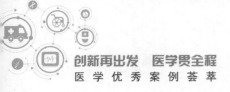
家的交流及后台收集到的专家关注的信息,也探寻到了专家一些临床洞察力(clinical insight,CI),这都是我们收获的意外之喜,考虑到线上学术交流存在信息传递的延续性,我们趁热打铁,直接将 WeChat Push 个体化文献回复平台链接进了 RTMS 项目,实现了线上实时沟通和后台精准文献推送相结合,SE 与 non-SE 兼顾,组合出击,完成了我们对外学术交流的大任。

2. WeChat Push 个体化文献回复平台:线上线下联动,e 拜访与 e 数据相结合

WeChat Push 是我们开发的另一个线上精准文献速递平台。与 RTMS 项目不同的是,它的目标客户是核心 SE,因为核心专家的面对面学术沟通仍然是平台不能替代的,再考虑到他们给到 MSL 面对面拜访的时间往往有限,拜访过程中提出的学术需求很难当场充分梳理并回复。因此,针对这部分现实需求,我们搭建了 WeChat Push 平台,作为对重点专家面对面拜访的补充和拓展,以实现线上和线下的联动(图 22-3)。在 WeChat Push 平台上,这样我们同样实现了线上一对一形式,每一个客户会精准地分配到一位同区域的 MSL。我们需要记录客户访问的内容及需要进一步提供的资料,以客户需求出发精准推送学术内容。同时,平台设置了反馈板块,客户端可以就平台和推送内容进行评价,并与专属 MSL 进一步沟通学术需求。自建立以来,该平台积累了优秀使用案例,得到了客户端的积极反馈。我们对于平台的优化也在不断进行,例如,随着平台的不断使用,近期越来越多的专家表示希望通过该平台获取某一特定领域内容的持续更新,针对这一需求,我们正在试图转换模式,将它从回复专家单次问询的平台扩展为能针对内容持续更新的平台,基于这一需求,我们的技术正在努力提升中。

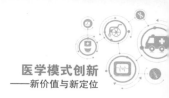

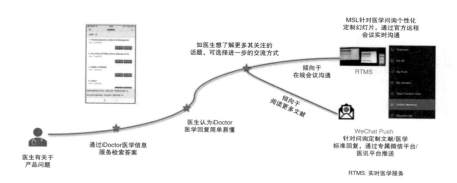

图 23-3　RTMS 与 WeChat Push 项目强强联合

3. MSL ISSUE 热点话题速递电子期刊

MSL 一直是疾病和产品领域的重点信息管理者和热点信息传播者，我们每个月都会对文献关键内容进行更新和整理，用于回应区域专家对疾病领域学术热点的进展或用产品在临床应用中的数据更新相关学术问询。当前是信息爆炸时代，各公司企业公众号推送内容精彩纷呈，如何做到相似又不同、新颖又实用是我们在产品上市前就开始思考的问题。经过团队集思广益，最终以 CI 为切入点，紧扣疾病和产品临床实践中的热点话题，采用每期固定话题 + 产品最新数据分类整理的期刊（每月一期）形式。同时，结合国内外大会的前沿进展，第一时间传递会议信息。截至目前，MSL ISSUE 涵盖疾病概述、治疗指南、顶级期刊文献精读、临床实际应用、特殊人群、国际会议前沿多个方面，得到了内外部客户的肯定，其内容多次被专家用于行业学术会议主题演讲，也成为我们向内外部传递学术影响力的项目"金招牌"。

短视频项目，你身边的 eMOVIE

如果说上述 3 个项目解决的是内容，那短视频项目针对的就是如何通过可视化模式在时间上分秒必争，进一步提升客户体验感。为应对客户多

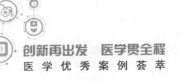

样的学术需求、学术沟通时间有限的问题，短视频项目特色性地推出了针对某一特定话题展开的 3 分钟短视频，客户可以在学术平台上利用碎片化的时间点击观看，不受时间和场所的限制。

助力 CI 收集，实时联动，从 CI 到 CI

以项目的清晰定位、统筹规划为大局观，我们有了以上这些项目成果。但衡量一个项目是否成功不仅仅在于清晰的定位和流畅的实施，更重要的是它是否有助于我们实现团队的核心价值。解决客户学术沟通需求是这个价值链中对外的重要一环，对内这些项目在带回"洞见"、产出策略方面也同样发挥着重要作用：①线上平台的最大优势莫过于我们可以进一步对数据进行收集和处理，通过整理线上提交的沟通需求，在传统的面对面拜访方式以外，我们多了一重渠道，能够更加全面地把握客户观念，以及产品数据缺口等重要洞见，帮助我们更好地制订医学策略和医学教育计划、学术会议内容，甚至把握上市后临床研究的方向。②各个项目之间其实是联动的，这样我们通过客户提交的问题及学术沟通过程可以洞悉客户观念，产出 CI，同时又经历思考和谈论，抛出新的未解决的问题，最后再回到 CI 的获取，这样就实现了项目的有机串联，并形成了完整的闭环（图 22-4）。

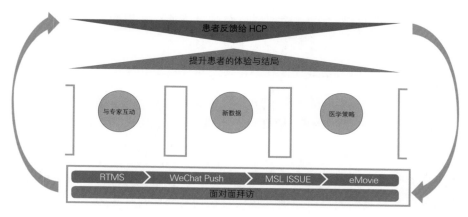

图 22-4

案例解读与展望

值得一提的是，这些项目的开展和落地并不是一蹴而就的，我们在此过程中也是摸着石头过河，在借鉴有效形式的前提下不断进行创新尝试，最终才迭代出目前顺利进行中的各个项目。过去我很喜欢的一句电影台词："时代环境就如一块大的幕布，生活在特定时代下的人正如这块时代幕布上的皮影，我们自己能决定的少之又少"。随着医疗改革早已拉开帷幕，疫情更是快速推动这场革命达到高潮，预计 Post-COVID19 时代仍将持续。我们虽然不能战胜时代中的不可抗力，但可以发挥主观能动性，借用各种创新方式去解决需求。以上各个项目的落地给了我们面对挑战的信心，为我们未来应对多变的环境提供更好经验和方法。

（1）认知观念上转换角度，变挑战为机遇，变自身为资源。由于 MSL 职能定位的考量，如何在合规、公信的基础上创新我们与外部客户的学术交流形式是我们一直在思考的问题。所以与其说是受疫情影响，不如说是借着疫情关头，我们主动转挑战为机遇，顺势打通了多渠道线上学术交流平台，成功变自身为资源，增强了我们在外部客户中的学术影响力。

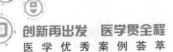
（2）实践中统筹布局，针对性设计项目方案。我们的每一个项目都是整体中的一环，每个项目都有特定主旨、目标人群，以及相应的个性化定制内容，相互之间又核心价值融合，促使项目成了整体规划中的"棋子"，棋子之间高度配合，最终才能战无不胜。

（3）项目实现之硬件，搭好平台"唱好戏"。顺应需求搭建合适平台的重要性无须赘言，随着线上平台越来越被接受和使用，大量泛化的信息充斥在各种大众平台上，给外部客户留下了平台可及性不强，内容缺少个体化等印象。我们的经验提示，在项目设计之初就应考虑以下几个方面：①平台的选择应满足外部客户的可及性。②内容的裁剪更个体化，甚至可以针对目标客户量身定制。③资源整合型平台的建立除了实现实时交流，还需要融合文献链接和用户交流反馈渠道。④重点内容精简化，如制作几分钟可以看完的短视频。⑤平台的建立需要有可持续发展的远见，使用KISS（keep/improve/start/stop）原则，定期适时迭代以更好地适应实际需求。

➡ 经典启示

随着创新工具的使用，MSL 也迎来了新的能力挑战。我们应该重点强化这些创新平台的使用技能，树立从 Pre-COVID19 旧模式向 Post-COVID19 新场景转化。在线上沟通需求量暴增的同时，如何对客户进行分层管理？如何在适当条件下选择合适的沟通方式，平衡面对面沟通和线上沟通之间的优劣势？在线上沟通时间更自由的情况下，如何变无序的被动为有规划的主动出击，实现学术交流效率最大化？这些问题都值得进一步思考。未来外部专家们对网络平台的关注度和利用率会越来越高，某些平台甚至会成为 KOL 们进行医疗活动、患者教育、增强学术影响力的重要途径。如何更好地武装自己，以创新应万变，将是未来我们需要持续讨论的话题。

参考文献

[1] MINYOUNG KIM，JAN VAN OVERBEEKE，FANGNING ZHANG.The evolving role of medical affairs in Asia-Pacific:Three imperatives for pharmacos.（2018-04-18）[2021-12-21]. https://www.mckinsey.com/industries/life-sciences/our-insights/the-evolving-role-of-medical-affairs-in-asia-pacific-three-imperatives-for-pharmacos.

[2] IQVIA，VIEW POINT. 数字远程医学沟通的力量 .[2021-12-21]. https://www.iqvia.com/-/media/iqvia/pdfs/china/thought-leadership/view-point/viewpoint-issue-44-feature-article.pdf.

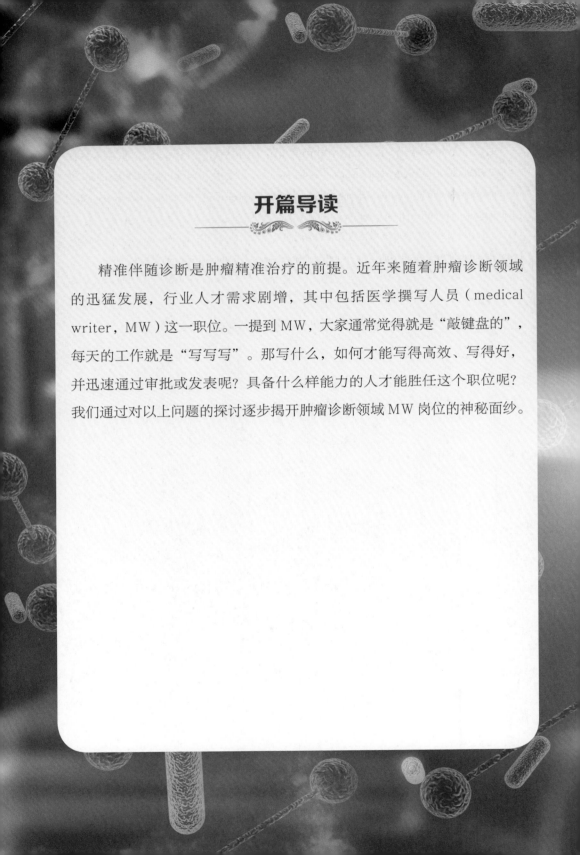

开篇导读

精准伴随诊断是肿瘤精准治疗的前提。近年来随着肿瘤诊断领域的迅猛发展，行业人才需求剧增，其中包括医学撰写人员（medical writer，MW）这一职位。一提到MW，大家通常觉得就是"敲键盘的"，每天的工作就是"写写写"。那写什么，如何才能写得高效、写得好，并迅速通过审批或发表呢？具备什么样能力的人才能胜任这个职位呢？我们通过对以上问题的探讨逐步揭开肿瘤诊断领域MW岗位的神秘面纱。

23

肿瘤诊断领域的医学撰写胜任力模型

蔡金萍　贝婷　赵晓忱　高婵

工作内容

医学撰写是一个很大的领域。广义上，医学撰写通常可分成3部分：第一部分是法规医学撰写，就是撰写医药企业、医疗器械企业向药品监督管理机构递交的文件；第二部分是科学文献撰写，即研究者完成了试验及分析之后，由MW进行撰写并向杂志或会议投稿；第三部分是与医生、患者、公众交流的写作，撰写科普类文章或解读领域最新进展的文章，发布在网站或公众号。

肿瘤诊断领域MW的工作更多集中在第2部分，即撰写科学文献并将其发表在杂志或会议上，为诊断产品提供证据。此外，MW也对公司整体的英文撰写进行管理和质控，面向全公司提供英文撰写及投稿相关的咨询。接下来我们针对MW主要任务（撰写文章并发表在杂志上）的工作流程进行详细说明。

工作流程

每个项目都有各种各样的问题，项目中的每一位成员也都不仅负责这一个项目。为确保项目正常推进，制订工作流程尤为必要。我们从多

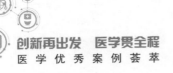

个项目中总结经验并反复修改，最终梳理出一个适合我们的工作流程（图 23-1）。

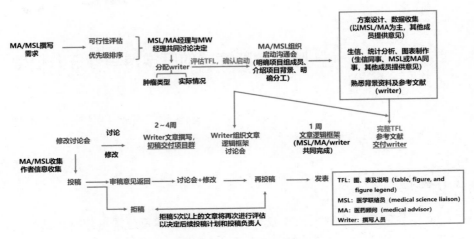

图 23-1 文章撰写及发表工作流程

首先中医药顾问（medical advisor，MA）或医学联络员提出撰写需求，一般情况下发起人就是项目的负责人，接下来由 MSL 或 MA 的上级与 MW 的上级共同评估项目的可行性，对可行的项目进行优先级排序，随后按照瘤种或实际情况分配 MW。撰写人员（writer）接到撰写任务后，立即着手收集并了解项目背景资料。

项目启动会（kick-off meeting，KOM）前 3 天，项目负责人需要将图表及其说明（table，figure，and figure legend，TFL）给到 writer，由 writer 进行评估。如果一幅结果图内出现 3 处明显数据或标识错误，或是超过 1/3 的图表图注不准确或不详细导致结果无法被理解，则认为 TFL 不过关，项目延迟启动。这步质检一方面能够督促项目负责人深化理解项目、切实履行项目管理及推进的职责；另一方面也保障了项目启动会的有效性。项目启动会是一个项目准备会，应集合项目组的所有成员。会议由项目负责人讲述方案的设计及目前的数据结果，大家对目前的数据结果进行讨论，确定文章的逻辑，明确项目组成员的任务与分工、项目中重要的时间节点及预投期刊。一般在 KOM 之后，writer 就会正式加入项目，详细疏理背景资料及参考文献。一旦收到项目负责人经 KOM 会议重新整理的 TFL，writer 就开始制作文章写作逻辑框架，幻灯片（power point，PPT）演示文稿，文章背景、方法、结果和讨论部分的细节均会在此 PPT 中被详细梳理。这个过程由 writer 主导，团队其他成员协助，需要约 1 周时间。文章逻辑框架 PPT 完成后即召开文章写作逻辑框架讨论会。通过讨论确定写作逻辑后，即开始文章的撰写，这部分一般由 writer 独立完成，需要 2~4 周的时间。writer 完成初稿后，将写好的文章提交给项目组成员审阅修订。在每轮审阅修订结束后，writer 需要综合大家的意见，并带领团队解决有争议的问题。一般文章都会有 2~3 轮的审查及修改的过程。

文章内容确定后，writer 需要对文章做最后的整理、质检，确保内容准确。随后就进入到投稿阶段了。投稿期刊的最终确定一般是项目负责人和 writer 共同商量决定，由 writer 负责投稿，并跟踪整个过程，有审稿意见回来后及时组织项目组成员进行讨论、修改、文章修回，直至最终发表。对于频繁被拒稿的文章（连续 5 次被拒稿并且没有审稿意见），我们将再次召开会议对文章进行评估，考虑是否降低预期，补充实验、分析，或更改文章类型等，并确定后续投稿计划及投稿负责人。

具备的能力

具备什么样的能力才能胜任 MW 这个职位呢？我们结合工作内容及流程梳理了该职位所需的基本能力（图 23-2）。

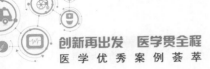
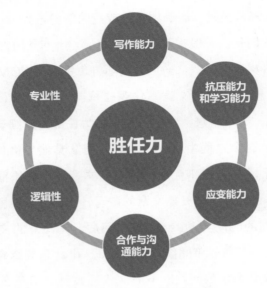

图 23-2　MW 职位所需的基本能力

（1）写作能力：既然叫作 writer，那写作的基本功肯定是要具备的，如熟练使用办公软件，中文无错别字，表述清晰、顺畅，英文拼写及语法没问题，掌握科技类文章的写作方式等。

（2）专业性：MW 的工作专业性非常强，需要熟悉疾病领域和临床研究，对研究设计和数据有深刻的解读、了解统计学知识等，以应对撰写过程中可能遇到的各种问题，更好地跟大家沟通和配合。此外，肿瘤诊断领域的 MW 不同于药企，他们还需要对生物标志物相关的诊断技术、研究设计等有更深刻的理解，初期可以通过看书较为系统地了解肿瘤诊断领域，随后可通过查阅发表的文献加深对该领域的理解。笔者参与的第一个项目是一个比较简单的横截面研究，试图通过测序分析确定遗传易感性基因胚系变异的发生率及影响，数据并不多，但是想发在不错的期刊上，对数据的深刻解读就非常必要。而数据的解读深度依赖于对这个疾病领域及临床研究的了解程度。由于笔者前期对该领域进行了大量的文献学习，顺利地结合该病的临床特征、发病机制及关键基因的作用机制，给文章找到了一个落脚点，使文章最终顺利发表。这个过程对笔者来说是非常有成就感的，也让笔者深刻认识到专业的重要性。

此外，writer 也需要与同行业专业医学写作者保持积极的交流并相互学习，才能在不断变换的市场需求及迭代的医学撰写行业规范中全面提升写作技能水平。中华医学事务年会（Chinese Medical Affairs Conference，CMAC）就是一个很好的学习交流平台。去年，在 CMAC 医学发表的写作分论坛中，我们与各药企和检测行业医学写作同行进行了学习和讨论。通过此次交流，我们不但了解到了丰富的医学写作相关学习资源，还汲取了大家的交流经验，进一步优化了公司的医学发表撰写流程。

（3）逻辑性：创新点的提炼及结构的搭建是一篇高质量文章的基石，这都离不开 writer 清晰的逻辑思维。writer 的工作大多是和大量的资料及数据打交道，需要用严谨的逻辑、准确的语言将大量繁杂的数据整理成清晰、准确的结果，并将其呈现在文章中。此外，writer 的逻辑性不仅仅体现在"写"，其也会在研究设计和数据分析的阶段，给项目提供有价值的建议，帮助研究设计和数据呈现更高的质量。另外，在后期 writer 逐字、逐句、逐条整理的过程中，严密的逻辑有助于发现结果和数据分析等方面的不足，这些有价值的建议，将会进一步提升研究的质量。

（4）合作与沟通能力：文章的发表是一个漫长且复杂的过程，需要团队所有成员共同合作完成，而 writer 所负责的是最终呈现。为了更好地呈现，每个环节都需要与大家积极沟通、协商，说服或妥协并最终达成共识。这些沟通体现在整个流程，包括写作前制订文章逻辑框架、拟定预投期刊、写作中具体细节的呈现方式、数据补充或删除、写作完成后的多轮修改、最终确定投稿期刊，以及组织团队成员答复审稿意见等。因此，这就需要 writer 制订切实可行的项目计划、积极与团队成员沟通合作、

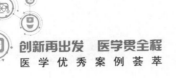

协调团队不同意见，以推进项目的进展。此外，在投稿过程中，应该与杂志社积极沟通，以开放的心态应对审稿人的意见。这些都有助于文章顺利发表。

（5）应变能力：通常项目没有哪个是完全按照计划顺利收尾的，总有各种各样的变数。这里的变数主要包括两个方面，一个是项目本身；一个是团队成员。项目进展过程中，不可避免地会有突发状况，导致项目计划变动。writer 撰写的文章有很多需要其他成员提供信息，可能会遇到团队成员没有按时提供 writer 所需的信息，甚至根本无法提供或突然更换项目组重要成员等问题，导致撰写工作不能按时推进。在这个过程中，就要求writer 保持随时接受变化的心态，与团队一起协商对策，面对变化快速做出反应，立即制订出新的计划。在新的计划实施过程中，积极跟进，获得反馈，然后调整计划，将项目推进下去。

（6）抗压能力和学习能力：这项工作并不轻松，承担项目工作的最后一环会经常卡时间点，需要承受较大的压力。此外，writer 的工作是项目制的，项目之间存在较大差异，换一个项目可能就又进入一个全新的治疗领域，所以需要不断学习。坚持且高效的学习对于 writer 而言非常重要。坚持不懈的动力往往来源于兴趣和价值观愿景，对自己从事的医学撰写工作始终保持热情与敬畏，相信日复一日的工作能为推动肿瘤患者生存获益贡献一份自己的力量。高效往往来源于明确的目的，writer 一般在数据完备后进入项目并不清楚前期工作，所以需要 writer 快速了解项目历程，学习非常核心及有助于项目相关知识的能力。

体现的价值

明确并且认可 MW 工作的价值无疑会提高从业人员的积极性，利于MW 自身和公司的发展。MW 在肿瘤诊断领域中能起到什么作用，发挥什么价值呢？

（1）专业支持：MW 撰写的文章种类众多、范畴广泛，除了英文专业写作，还包括专利文档的写作及申报、诊断检测技术方法学的撰写及更新等，对公司业务提供了广泛的支持。

（2）高质量写作：专业的 writer 所写出来的文章内容应准确、逻辑清晰，这些质量上的细节可以帮助编辑和审稿人快速进行审阅工作、加速文章发表。

（3）促进项目按时高质量完成：MW 不是单纯的文字编辑，而是一个专业性非常强的工作，在研究设计、数据分析及文章整理阶段，能给项目提供有价值的建议，帮助提高研究的质量。此外 writer 也承担参与项目的撰写、修改及后续投稿、答复审稿意见等的管理工作。在这个过程，会有很多人包括团队成员、研发人员、领导及临床医生等参与进来贡献一些想法或调整内容。整个过程都需要与一个由不同背景成员组成的大团队进行沟通、协调、计划以推进项目。因此，有 writer 的参与更能保证项目按时、高质量完成。

（4）推进肿瘤患者获益：无论是对公司肿瘤诊断业务的专业支持，还是推进项目高质量完成及文章早日发表，最终目的都是希望早日惠及肿瘤患者，让全球每一位患者在任何时间任何地点都能得到精准治疗。

案例解读与展望

MW 是一个需要不断学习、经验积累的行业。随着项目和写作经验的积累及能力的提升，MW 的价值会得到更好的体现。现在国内对 MW 的需求在逐步增加，然而市场上并没有那么多经验成熟的 writer，尤其在肿瘤诊断领域。该职位的发展路径不明确，甚至没有可量化的能力要求，也为 MW 市场供应带来更多困难。相信随着行业的快速发展，以及能力要求、发展路径会越来越明确和规范，未来会有更多的人才加入这个行业。

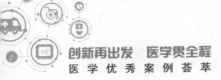

➡ **经典启示**

（1）按流程办事，严于律己，严于律人。

（2）反省胜任力水平，明确提升的方向。

（3）认可工作的价值，激发工作动力。

祝我们都能为自己热爱的、想要实现的事情前行。

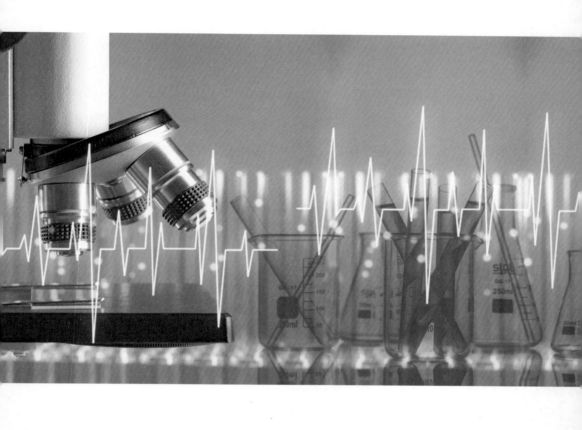

开篇导读

近些年来，虽然各制药企业增大研发投入，创新药获批加速，但是受政策和新冠疫情的影响，产品生命周期缩短，上市后药品管理挑战陡增。除了上市后的医学工作，我们也一直在思考和摸索如何另辟蹊径使医学部在上市前阶段展现特有的医学价值。实际上，医学部参与上市前管理工作具备多方面优势，如产品全生命周期管理的职能、合规支持、医学专业能力等。辉瑞内科医学团队借鉴总部国际经验，积极参与上市前产品管理，与内外部客户联合建立合作模式，摸索出多方获益的医学策略，帮助加速新药研发进展。过程中积累了一些宝贵经验，在此与行业同道一同分享交流。

24

医药行业新格局，寻找产品生命周期管理的突破口
——脂肪肝新药上市前医学模式的探索

刘羽　吴铎

唯一不变的是变化

这些年，带量采购政策逐步落地，这不仅会挤出药价虚高水分，惠及患者，还会对整个医药产业带来深远影响，促使企业适应新的市场环境。其中一点重要的影响就是原先的原研、首仿药不再享受政策性利好红利，甚至将被更优质品种的仿制药代替，单一产品的生命周期和红利期将被大大缩短。

另外，新冠疫情导致国内医院防控压力骤增，医疗环境亦出现多方面变化，如门诊限号、择期手术量减少、住院时间缩短，以及控制感染措施改善，甚至出现对某些领域产品的需求量下降的现象，因此影响了很多药企的医院业务，尤其是成熟药品。在上述及其他因素影响下，市场竞争越发激烈，很多产品生命周期被缩短，上市后管理遇到越来越多挑战。而医学部身在其中，任重道远，如何挖掘出更多元的医学价值，帮助企业探索更大的市场潜力，以及实现更多中国患者获益是一个不得不考虑的话题。

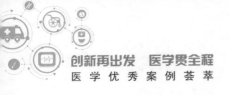

借东风，顺势而为，助力 NASH 新药研发加速上市

　　在基本解决"缺医少药"后，对"好医好药"的需求日益增长，国家药品监督管理局及国家药品监督管理局药品审评中心通过"加快审评审批"尽快解决未被满足的临床需求，并且强调聚焦于临床急需和临床价值，如 2018 年至今，国家药品监督管理局重视加快境外已上市临床急需新药审评，豁免国内临床，目前已公布了 3 批急需名单共 81 个品种；加快指导原则的修订，制订加快研发上市的 4 项程序，帮助实现"好产品，快上市"。

　　因为政策层面鼓励医药创新的态度越来越明确，促进行业更加重视创新升级和加速新药研发上市。以往，进口创新药在中国获批上市一般要比欧美晚 5 ~ 6 年，近年来加速获批上市见证了中国新政下的"加速度"。因此，越来越多的企业加强与政府相关部门的紧密沟通，促进有临床价值的创新药尽快上市，从而服务广大的中国患者。

　　前文提及的新药研发热点就包括非酒精性脂肪性肝炎（non-alcoholic steatohe patitif，NASH）/ 非酒精性脂肪性肝病（non-alcoholic fatty liver disease，NAFLD）治疗领域，NASH 是 NAFLD 的严重类型，被定义为 5% 以上的肝脏脂肪变性，合并炎症、肝细胞损伤，伴或者不伴纤维化。预估全球成人 NASH 发病率高达 2%~12%，但目前该疾病几乎无药可治，有着巨大的未被满足的临床需要，迫切需要开发有效的治疗方法来解决这一全球健康问题。据报道，目前全球有超 200 个 NASH 新药项目在研，其中有超过 100 个项目处于临床开发及申报上市阶段。辉瑞、诺华、礼来、百时美施贵宝、默沙东、诺和诺德等制药巨头均手握多个项目。国内在研的 NASH 新药项目（含临床前）有数十个，且已有多家公司的候选分子进入临床开发阶段。目前，该领域临床研发竞争惨烈，并且研发失败率较高。如何助力新药研发加速上市，尽早填补广大患者治疗需

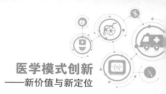

求，是内科医学部这些年一直在探索的方向。

上下同欲者胜

为了实现 NASH 新药尽早研发上市，内科医学部引领内部跨部门讨论，与注册部、研发部等达成一致目标，即合力促进中国早期 NASH 临床试验尽快顺利完成，并计划未来递交突破性治疗认定（breakthrough therapy designation，BTD），从而缩短产品审评审批时间，加速上市。基于这两个目标，内科医学部结合总部国际经验及国内专家洞察意见，采取了一系列大胆举措：

（1）在 II 期试验尚未启动时，其已与主要研究者和领域专家举行专家顾问会，并建立定期沟通机制；目前已覆盖超过 30 位关键脂肪肝专家。在过去 2 年时间里，我们收集到许多宝贵的专家建议，它们有效支持着公司早期临床试验的顺利开展及医学策略制订。

（2）基于研究者和其他专家的建议及意见，内科医学部与数位临床专家合作，积极布局 NASH/NAFLD 医学平台，不仅通过教育项目增强了长三角区域联盟和全国脂肪肝中心众多医生的临床诊疗水平、临床试验技能，而且还成功收集到肝病科、消化科等一线医生对 NASH 诊疗管理现状的问卷反馈。

（3）此外，目前我们与国内权威脂肪肝专家合作，计划开展首个全国性 NAFLD 流行病学调查研究，以提供更详尽、更具说服力的数据来明确 NAFLD 的流行现状及社会负担，这不仅能帮助医生和患者更深入了解 NAFLD 的危害，而且将帮助研发企业和研究者加深理解合适临床试验受试者的概念和意义。该流调研究数据和上述医生调查结果将作为未来 BTD 申请的支持性资料之一。

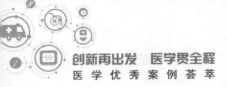

案例解读与展望

　　辉瑞作为全球最大的跨国生物制药企业，一直致力于提供有效安全的健康解决方案和提高患者的健康水平。虽然目前全球范围内对NASH的治疗手段还十分有限，但这并不妨碍公司对这一领域未来前景的期待。内科医学部希望通过这一系列的积极举措，可以最大限度地结合内外部力量，帮助NASH新药研发加速上市，为广大中国NASH患者带来安全有效的治疗手段。

➡ 经典启示

　　（1）医药行业变革时代，产品生命周期缩短，应敢于探索上市前医学模式。

　　（2）积极参与新药研发项目，贡献医学价值，促进上市加速。

　　（3）大胆举措，布局上市前学术平台，结合研发策略，实现患者、研究者和制药企业三赢的局面。

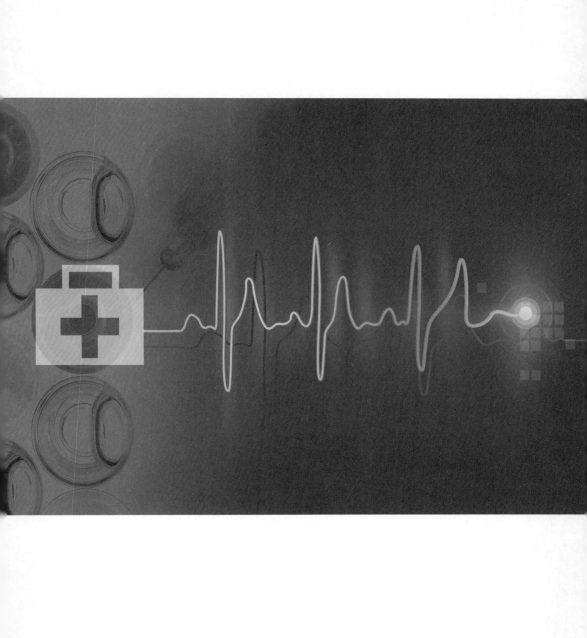

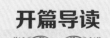

开篇导读

近 2 年疫情逐渐呈现常态化趋势，因确诊病例升级为中 / 高风险的地区不绝于耳，对于 MSL 来说，面对面传递领域前沿进展、与专家互动探讨及组织线下学术会议时常沦为奢望。此外，药品带量采购的常态化使带量采购不断深化扩大品类范围，间接地影响了可用于线下差旅等方面的支出。

两个常态化为我们的日常工作带来了持续性挑战，迫使所有人思考，如何按照医学策略及时和广泛地将专业学术信息传递给全国各地的目标科室专家？如何与 KOL 进行深入互动？如何在线下工作受限时，仍然保持专家和我们的黏度，以及如何了解专家观念和关注点？

通过历年凯度医生调研报告不难看出，线上进行医学学术相关活动越来越受到医生们的欢迎。在这样的契机下，我们拥抱数字化转型，创新地采用 eMSL 工作模式，通过"To-Many（对多）"和"To-One（对一）"两个角度赋能 MSL 团队。

25

eMSL：数字化赋能医学信息联络官

张楚　章明瑄　阎炳智

To-Many

MSL 作为 KOL 的学术合作伙伴，是企业位于一线的喉舌和耳目。区别于线下的面对面，线上互动交流首先要解决的是如何做好专家的"招募"。这里我们通过 MSL-KOL 企业微信社群的方式，由 MSL 邀请相同治疗领域的专家加入，基于同一治疗领域的归属感和完备的材料与流程支持，短时间内招募了大量目标专家，建立了以 MSL 为核心的 To-Many 平台。

接下来需要考虑的是，如何保持 MSL 与专家的黏度，以达到持续和有效的交流互动。从客户的视角出发，我们需要关注 3 项需求：医学学术信息的更新获取、临床诊疗技能的交流、通过科研的提升来满足客户需求。传递的形式包括图文、短视频、线上研讨会、文献服务等，MSL 团队在内容策划和制作中付出了很大的努力，而从效果来看，其获得了可喜的结果。

除了 MSL 主动传递信息之外，我们还观察到不少专家常常分享自己撰写的内容和录制的视频，并在社群内传播，专家们也会抛出问题和同行交流探讨，形成了一个类似交流的社区平台。

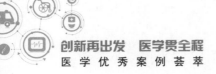

MSL 工作的另一个核心是收集临床洞见，数字化的方式是否也能协助 MSL 通过线上收集洞见呢？答案是可以的，并且收集的结果可能更加客观，例如，将基于医学策略的调研嵌入到 MSL 在社群分享的内容中，专家通过简单的点选即可提交答案，这些数据会被记录在系统后台，将学术信息的传递与洞见收集结合到一起与专家的各类行为数据相整合，为 MSL 提供丰满的客户画像，也从群体数据的角度为医学策略的制订提供相应参考。

To-One

Hybrid MSL 旨在通过企业微信建立线上一对一的 KOL 远程拜访模式。同时，平台还集成了 MSL 日常拜访所需要的工具，如 Veeva、Dashboard、客户画像等。通过以大数据为核心，AI 为基础，建立线上数字化的生态圈。

1. 平台优势

在疫情的影响下，保障 MSL 健康安全的同时帮助 MSL 多渠道触达医生。此外，也更适用于终端客户通过互联网进行学习与交流的习惯，可以更好地利用数字化渠道协助 MSL 实现精准拜访，从而全面提高及优化医学信息与资源的密度。最后，利用互联网进行学术传递更公开、透明且合规、安全。

2. 如何实现它的价值

比起传统的拜访模式，线上拜访操作更简单。第 1 步，终端客户认证，确保业务有效性；第 2 步，通过企业微信建立联系并进行学术推广，反馈更敏捷、覆盖更全面；第 3 步，线上交互及阅读行为追踪，自动匹配标签，丰富客户画像，实现客户精准分级。目的是将医生在平台上产生的每一个数据都利用起来，通过对每一次远程拜访的数据进行追踪，后台都会自动生成一个定制化的电子档案，让 MSL 更清晰且直观地了解 KOL。

同时，加入智能引擎，通过对数据模型不断地训练和优化，最终实现智能化的推荐，包括拜访频率、渠道、话题和内容等。

3. 内容为王亘古不变

在数字化转型的浪潮中，新媒体融合了云计算、大数据、人工智能等多种技术。各类媒体日渐移动化、智能化、大众化，但最终吸引客户的必然是优质内容。从内容形式的角度来看，显然数字化远程拜访模式显得更具包容性，适用于绝大多数形式（图文、视频、语音等）。此外，阅读行为的追踪可以直观的让我们了解到客户对内容的偏好与内容的质量（如打开率、阅览率、阅读时长、转发率等）。在避免闭门造车的同时，真正做到一人千面、千人千面。

案例解读与展望

eMSL 是医学部数字化转型的重要探索，是创新的 KOL engagement 模式，随着技术的创新和环境的变化，eMSL 模式必定会拓展到更多的应用场景中，通过对功能进行不断迭代，力争做到"工欲善其事，必先利其器"！

➲ 经典启示

（1）数字化浪潮已经迎面袭来，势不可挡，并且必将引起传统模式的变革。

（2）医学事务人必须拥抱数字化创新，实践数字化转型，这将帮助我们更好地提供医学服务与价值。

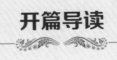

开篇导读

　　数字化医疗是把现代计算机技术、信息技术应用于整个医疗过程的一种新型的现代化医疗方式，是公共医疗的发展方向和管理目标。对数字化技术赋能医疗行业的实践探索在不断深入，目前已有一些成功的案例。器官移植作为医学界小精尖的领域，在目前大数据、人工智能发展迅速的大背景下，如何更好地预测肾移植术后短期并发症的发生风险，如何对患者进行个性化免疫抑制方案的制订？带着以上问题，本文介绍了肾移植风险预测模型这一项目开展的背景、主要产出和经验分享，此项目为赛诺菲与 AI 行业龙头商汤科技强强联手，旨在探索肾移植风险预测的新模式，完善肾移植术后风险预测体系，为临床医生制订个性化免疫诱导方案提供明确的依据，从而让更多接受肾移植的患者从中获益。

26

DART：AI 技术助力肾移植术后
风险预测模型

李兆明　孙织　杨震

分析现状，找寻未被满足的医学需求

作为威胁人类健康的主要疾病之一，慢性肾脏病的患病率一直处于较高水平，其中终末期肾病的病例数每年还在持续上升。自 20 世纪 70 年代肾移植在国内全面推广以来，终末期肾病患者得到了重获新生的机会。但据统计，中国每年至少新增 12 万～ 15 万终末期肾病患者，并以每年 1.95％ 的速度呈持续增长趋势。肾移植作为终末期肾病的主要治疗手段，虽然手术例数呈逐年递增，但仍无法满足终末期患者的供体需求。中国每年只有 1 万人可以得到手术治疗的机会，悬殊的供需差距是目前肾移植最重要的问题，但即使接受了移植，移植的效果也不尽如人意，无论是短期并发症的发生率，还是移植肾的存活年限，我们和美国都存在着不小的差距。对于这一现象，我们深入分析后发现，中国和美国关于肾移植最大的差别在于高危患者的比例不同，进一步说是因为存在不同的风险分层方法。对于有机会接受肾移植的患者，术后主要面临的短期并发症为急性排斥反应（acute rejection，AR）和肾功能恢复延退（delayed graft function，DGF），但目前尚未形成统一的评估标准和体系。临床上对于

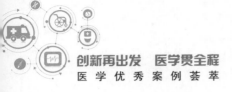

可能造成患者肾移植术后发生 AR 或 DGF 的评估相对保守，缺乏标准化评估体系作为参考。因此，提升对 AR 和 DGF 发生风险的预测能力，可有效提升肾移植质量、提高患者和移植肾存活时长。那么到底可以通过怎样的手段来实现统一的风险评估标准和体系？

目标制订，材料整理

我们整个医学团队查阅了大量的文献，发现照搬国外的风险评估标准和体系并不适用中国的肾移植现状，由于个体化的免疫状态及对诱导药物的反应不同，国内的肾移植专家更信服自己中心的数据和经验。我们拜访了不同级别的肾移植专家，发现大家都是根据以往的临床经验进行笼统的评估，所以通过医学教育会议或者线上宣传的渠道去宣讲国外的风险评估标准和体系这条路是行不通了。是否有一些更为创新的方法和渠道来解决这一未被满足的医学需求呢？我们知道，随着数字化时代的到来，医生们的信息来源更为丰富，使其对传统医学材料兴趣下降。如何突破创新，用一种让医生更能接受的医学材料形式来更好地满足医生们的临床需求是我们要考虑的主要问题。

创新赋能，突破阻碍

为了解决上述问题，建立肾移植术后风险预测模型的想法应运而生。我们咨询了不同部门对此项目的评价，根据各方建议，我们首先需要做一个预实验，也就是概念验证的阶段，确保我们的项目的可行性和成果的可交付性。最终，我们确定了使用数字化平台创新的方法，通过 AI 技术建立肾移植术后风险预测模型，达到建立统一的风险评估体系的目标。

说做就做，DART 项目启动后，首先需要确定模型建立的技术伙伴，我们一共筛选了 5 家科技公司，经过 3 轮的项目方案介绍和需求沟通及两轮可行性论证，最终我们与 AI 行业龙头商汤科技达成了合作意向。确定了合作伙伴，下一步正式进入到概念验证阶段。我们知道，模型建立的核心是算法，算法的核心是数据，所谓"兵马未动，粮草先行"，我们已经提前准备好了 2 个公司发起的研究共 500 例患者数据，并通过以往的文献回顾和专家拜访，确定了 30 多个需纳入的重要风险因素。最终在清洗和解读了 30 000 多条数据后，初版 1.0 预测模型建立成功，且预测精度大于 72%，模型稳定，我们的验证性测试（proof of concept，POC）阶段完美收官。基于这样的结果，我们开启了项目的第二阶段，主要目标是提高模型的精度，我们计划收集 10 家 Top 肾移植中心 2000 例有效的供受体数据，通过机器的深度学习，将模型的精度提升至 85% 以上，模型 2.0 建立后还会有一系列的文章发表，旨在建立风险预测的数字化工具。项目的最终阶段就是将项目实际应用到临床，我们计划将此模型推广至 30 家肾移植中心、1000 例患者应用，最终目标是通过此项目可以让 AR 和 DGF 的发生率降低 10%，为此项目画上一个完美的句号。

团队支持，合作共赢

DART 是中国肾移植领域第一个风险预测模型，这个预测模型包含了供体、移植肾脏和受体的很多因素，根据具体的供受体情况，对符合的因素我们可以进行勾选，然后模型会生成一个患者个性化风险报告，这个报告对患者术后的风险做了个性化的总结，包括风险重要性的排名，同时针对不同的诱导方式下术后并发症的发生风险给出了明确的预估，给临床医生提供了制订个性化术后免疫抑制方案的理论依据。

那么 DART 项目到底给各方带来了什么？对于临床医生，它提供了数字化工具，建立了统一的风险评估标准，可以帮助指导临床实际，制订后续的治疗方案。对于患者，经过此模型的风险评估后，可接受个性化的诱导治疗，使术后并发症发生率降低，移植肾可以存活更长时间。

对于赛诺菲，此模型找到了正确的患者群，扩大了目标患者群，使更

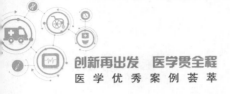

多患者从诱导治疗中获益。总之，DART 项目通过数字化创新方法使风险评估更全面、方案制订更精准、患者获益更显著。

目前中国已成为全球数字医疗的领军者，新技术与健康医疗行业的深度融合迎来了最好的时代。相信 AI 赋能下的医疗产业将迎来更大的发展机遇，推动政、企、学、研、医多方优质资源整合、加强紧密合作、引导生态聚集，在辅助诊断、健康管理、药械研发等各个医疗环节中演化出了更多的落地应用场景，推动数字医疗快速健康发展，为全人类的健康事业保驾护航。

案例解读与展望

DART 项目为赛诺菲与 AI 行业龙头商汤科技强强联手，旨在探索肾移植风险预测的新模式，完善肾移植术后风险预测体系，为临床医生制订个性化免疫诱导方案提供明确的依据。目前初版预测模型建立成功，且预测精度大于 72%，模型稳定。项目第二阶段已启动，我们收集了 2000 例有效的供受体数据，通过机器的深度学习，将模型的精度提升至 85% 以上，模型 2.0 建立后还会有一系列的文章发表，旨在建立风险预测的数字化工具。未来我们希望可以将此模型推广至 30 家肾移植中心，通过前瞻性的应用，使模型的精度进一步提高，成为真正可以帮助到临床应用的数字化工具。

➡ 经典启示

（1）医学经理作为疾病和产品专家，需要不断挖掘领域痛点，并不断学习新技术和新方法，用符合时代背景的新技术赋能业务。

（2）通过 AI 技术及机器深度学习，建立肾移植风险预测模型，科学系统地对相关风险因素进行评估，帮助临床医生制订术后个性化免疫抑制方案。

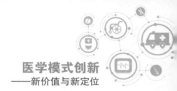

（3）对疾病领域和客户需求更深入的理解是推进医疗行业与互联网、大数据、AI 技术相融合的基石。

参考文献

[1] SUN L，ZOU L X，HAN Y C，et al. Forecast of the incidence，prevalence and burden of end-stage renal disease in Nanjing，China to the Year 2025. BMC Nephrol，2016，17（1）：60.

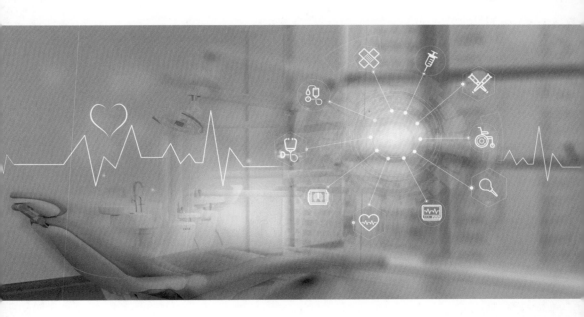

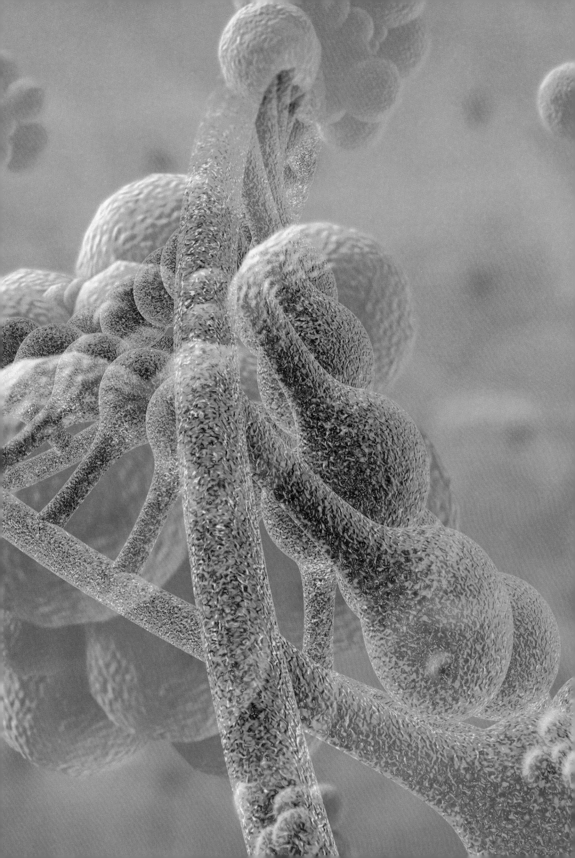

围上市期医学价值
——医学赋能新产品成功上市

开篇导读

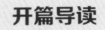

　　2021 年，医疗器械新法规的陆续发布，给医疗器械行业的发展带来了新的机遇，同时也为医疗器械临床研究迎来了"新的春天"。本案例是笔者公司一款神经外科植入性医疗器械产品，项目进程中，根据新政策、新法规，及时调整注册策略，通过同品种路径进行临床评价，使产品快速进入注册阶段并获得了受理，不仅为整个产品周期节省了3 年时间，而且为公司减少了大量的资金投入。

　　2021 年 3 月 11 日，第十三届全国人民代表大会第四次会议表决通过了《中华人民共和国国民经济和社会发展第十四个五年规划和 2035 年远景目标纲要》（以下简称"十四五"规划）。"十四五"规划纲要列出了对中国整体发展至关重要的七大科技前沿领域，其中包括了新一代人工智能、量子信息、集成电路、基因与生物技术、脑科学与类脑研究、临床医学与健康、深空深地深海和极地探测等，其中，多个前沿领域与医疗产业相关。医疗器械作为医疗产业中的重要组成部分，近年来也在国家出台的各项利好政策的引领下快速发展，如审批制度优化、鼓励创新医疗器械发展、高端器械进入国家扶持目录等动作频繁，市场格局逐渐发生转变。不少拥有核心研发实力、不断推出新产品进行迭代的公司从中受益，进口产品替代程度也不断加快。这对医疗器械行业来说，是一个"春天"的来临。

神经外科植入性医疗器械的产品研发由于风险级别高，开发周期十分漫长，从概念到产品获批上市短则四五年，长则近 10 年。而在这漫长的开发周期中，临床试验往往耗时最久、投入最大。限于早些年产业发展所处的阶段，中国医疗器械产品临床试验的比例有 13%，远高于欧美日等发达国家。随着产业的进一步升级提速，国家药监局实施科学监管工程，关于临床注册、监管相关的法规也相继出台，这是医疗器械审评优化改革的一大亮点。临床评价代替临床试验，标志着一种更为科学的评价方式从此走到台前。以下讲述的是一项神经外科补片的注册申报，其就是在这种大背景下开展的，而工作能够成功推进，离不开国家药品监督管理局医疗器械监管科学研究基地工作人员的辛苦付出，离不开团队成员多年来对产品和法规的了解，也离不开科研团队对产品的持续研发。

27

借势用力，高风险植入医疗器械也可以更快获批上市

尹立强　苗雪文　林小瑜　何苗　孙聪慧

　　笔者所在的企业，聚焦在无源医疗器械产品的研发与生产，其中一款用于神经外科硬脑脊膜缺损修复的补片于 2011 年首次获得药监局批准上市销售，经过 10 年的临床检验，该产品已经具有十分高的市场占有率，并取得了令人满意的临床效果。但是无论是医疗产品还是普通消费品，持续的产品优化都是企业应该做的工作。因此，3 年前企业对原代产品进行了相关工艺的优化以获得更好的产品顺应性和降解转归性能。产品完成临床前研究后，顺利地进入多中心临床试验阶段。临床试验从方案设计到通过各临床医院的审批，再到药监局的备案等工作，则会花费 1 年左右的时间。不出意外，接下来的入组和随访及后续的总结，将继续花费 3 年左右的时间。临床评价（同品种比较）的出现，使得产品的开发出现了更优选择项。临床评价是采用科学合理的方法对临床数据进行分析评价，以确认医疗器械在其适用范围下的安全性、临床性能和（或）有效性的持续性活动。根据最新的要求，企业需开展医疗器械临床评价，临床评价的手段由同品种变成了多种。可以使用前代产品或同品种产品的研究，也可以多种手段同时使用。允许企业根据产品特征、临床风险、已有临床数据等

情形，通过开展临床试验结合同品种临床文献资料、临床数据进行分析评价，来证明医疗器械的安全性、有效性。也就是说，临床评价的手段不再限定严格意义上的同品种对比，企业可以以同品种（选择可比器械的临床数据进行部分临床评价）和临床试验相结合的评价形式进行临床评价，以及以多种同品种（可比器械临床数据）共同进行临床评价、等同器械临床数据进行临床评价（图 27-1）。根据法规要求，笔者企业尝试选用同品种路径进行注册，基本的决策路径如图 27-2 所示。

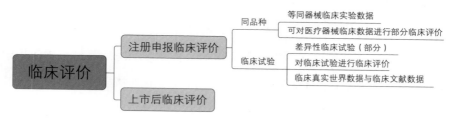

图 27-1　临床评价形式

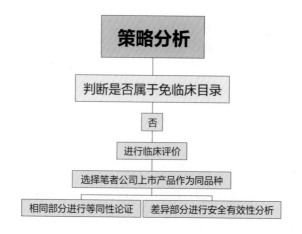

图 27-2　决策路径

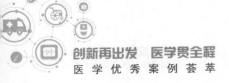
详细的分析思路有以下几个方面。

1. 同品种的选择（等同性分析）

同品种选择为笔者公司优化前上市产品，其与公司新申报的产品具有相同的适用范围、相同或相似的技术特征和生物学特性。

（1）适用范围、禁忌证相同。

（2）技术特征：基本原理、结构组成相同；主要指标基本相同，仅针对优化工艺部分增加相应的安全性、有效性进行评价；制造材料相同；安全性评价基本相同，针对工艺改变的安全性补充相应的验证，判断改变部分对安全性影响；使用方法等同；适用标准等同。

（3）生物学特性：均为损伤表面接触、长期接触医疗器械，均使用识别信息和化学表征相同的原材料，均选择持久接触生物学作用项目进行试验[包括细胞毒性、致敏、刺激或皮内反应、全身毒性（急性）、亚慢性毒性、遗传毒性、植入、降解、体外淋巴细胞增生试验、毒理学风险评定]。

（4）动物实验的对比等。

2. 非临床研究

针对差异部分充分证明其具有相同的安全性、有效性。如差异对产品性能的影响，进行改变前后产品的性能对比，同品种与申报产品的对比试验及差异部分的解释说明、相关验证，效期末产品性能对比试验等。

3. 临床数据

整理前代产品临床方案、报告中数据，收集不良事件数据。通过文献检索、同品种临床数据等进行临床同品种评价，分析两者差异部分对临床的影响并进行分析和说明。通过策略分析，公司进行了同品种路径注册，优化后的神经外科硬脑脊膜缺损修复的补片最终被成功受理，为该产品进入注册受理节省了至少 3 年的时间，项目经费节省了 400 余万，不仅加快了该项目的时间进度，也减少了项目费用的投入，一举多得（图 27-3）。

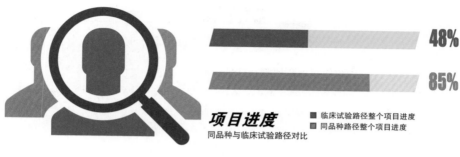

48%

85%

项目进度
同品种与临床试验路径对比

■ 临床试验路径整个项目进度
■ 同品种路径整个项目进度

图 27-3　同品种与临床试验路径项目进度对比

　　然而，每种产品是否可以采用非临床试验方式进行临床评价，取决于企业自身的资源、技术能力、研究充分性、获得外部资源的能力等，同一产品在不同的企业中可能会选择不同的评价方式。

案例解读与展望

　　在一个新产品的研发中，临床评价路径的选择是其重要的一环。而在临床评价的路径选择中，需要企业全面评估自身的资源、研究的充分性等，结合政策法规，做出正确的预判。正确的临床评价路径，可以使高风险植入医疗器械更快获批上市。

→ 经典启示

　　临床政策的变更，不仅节省了企业产品的上市成本，也节约了社会资源，使得现有的大量临床数据有了用武之地，利国利民。医疗器械监管的发展，为国内企业带来了新的机遇。政策的不断更迭，从严格把控到指引扶持，显现出我国医疗器械监管制度的不断完善。企业只有积极学习，迎上风口，乘上国家政策的红利，才能展翅高飞，进入更快速的发展阶段。

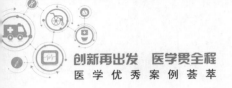

参考文献

[1] 中国人大网.十三届全国人大四次会议在京开幕.（2021-03-05）[2021-12-10].http://www.npc.gov.cn/npc/c513/202103/2bd95fa0247e49a991fda2115e97564a.shtml.

[2] 新华网.第十三届全国人民代表大会第四次会议闭幕会.（2021-03-11）[2021-12-10].http://www.xinhuanet.com/politics/2021lh/zb/qh/qh7/index.htm.

[3] 国家药品监督管理局.国家药监局关于发布医疗器械临床评价技术指导原则等5项技术指导原则的通告（2021年第73号）.（2021-09-28）[2021-12-10]. https://www.nmpa.gov.cn/xxgk/ggtg/qtggtg/20210928170338138.html.

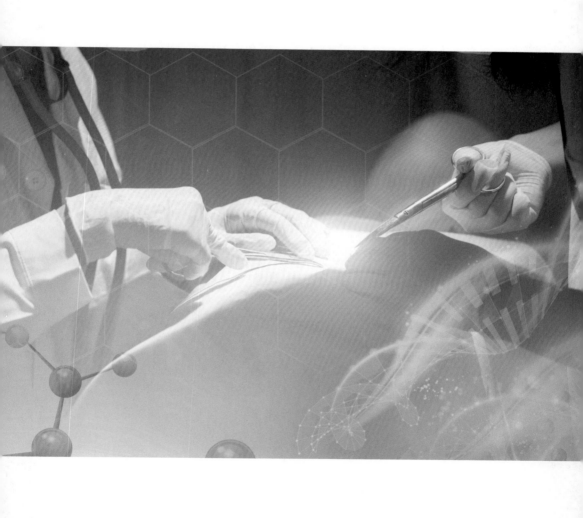

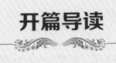

开篇导读

　　真实世界研究和健康结果研究（health economics and outcome research，HEOR）通过真实世界证据、健康经济学模型，以及患者自报结局（patient reported outcome，PRO）来描述某一疾病领域的治疗现状，评估健康干预措施的实际效果和经济性。在制药行业，这类研究作为产品证据集的重要组成部分，发挥着越来越关键的作用。从新产品上市前准备到医保准入，再到产品全生命周期管理，真实世界研究和健康结果研究都能提供有力的证据支持。本文将用几个案例来介绍这两类研究的价值和应用。

28 ●

真实世界研究和健康结果研究在产品
上市准备和医保准入中的价值和应用

孙苗苗　窦冠珅　丁宇晨　周莉　吴婷

RWS 和 HEOR 在产品上市和医保准入中的应用——从证据策略到价值信息传递

新药的上市和准入是一个需要多部门、多学科共同协调合作的复杂过程。医学部是新药上市核心团队的重要成员。为准备新产品成功上市，医学部和市场部紧密合作共同制订产品市场策略，提供医学证据的全流程专业输出。从医学证据缺口的识别、证据生成策略的制订、医学研究方案的优选，到医学研究的执行、发表和医学证据的披露与沟通，医学部都可以利用内外部资源实现全流程的运营和管理，从而对新产品上市准备起到关键的作用。

近年来，如何利用真实世界研究和药物经济学研究开展药物安全性、有效性和经济学评价，促进新药研发，以及在药物全生命周期中从多角度提供更为丰富的证据，已经成为药品监管机构、卫生政策评估机构、制药工业界和学术界共同关注的热点领域。随着药品监管机构和卫生技术评估机构的指南陆续出台，中国医保制度体系逐渐健全，不断增加的新数据来源和不断增长的数据存储和整合能力、快速先进的分析工具和数据标准化

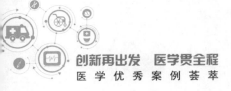

行动、方法学研究的进展、这一类药物经济学证据，以及真实世界证据在新产品上市准备及上市后的医保准入中将占有越来越重要的地位，近年来该领域的应用实例也逐渐增多。

接下来，本文将通过几个疾病领域的实例介绍，从不同维度详细阐述 RWS 和 HEOR 在新产品上市和医保准入过程中，如何从证据空白的识别、证据生成策略的确定、研究的执行和价值传递方面发挥作用和产生影响。

1.FRESCO-Hybrid 研究：倾向性评分匹配的研究设计使临床试验数据与真实世界数据具有更高可比性，充分发挥数据价值

产品 F 药是一种针对晚期结直肠癌三线治疗的小分子靶向药物，由中国本土制药公司自主研究，并与一家跨国制药企业联合开发及商业化。于 2018 年上市后，F 药与其他酪氨酸激酶抑制剂（tyrosine kinase inhibitors，TKI）类药物均作为肠癌治疗指南推荐的晚期三线治疗药物。但目前不同的 TKI 对肠癌后线治疗的疗效是否有差异，以及不同 TKI 对于不同疾病特征的患者是否有更好的疗效，尚缺乏相应的临床证据。这成为临床医生非常关注的一个问题。既往也有网状 Meta 分析（network meta-analysis，NMA）曾试图采用随机对照研究（randomized controlled trial，RCT）的数据来比较不同 TKI 之间的差别，但一来可供纳入的 RCT 数量较少，二来不同 RCT 的入组人群存在异质性，患者的可比性不强。

FRESCO-Hybrid 研究利用倾向性评分匹配的方法构建了一个可比性高的晚期结直肠癌的人群。一部分来源于三期临床试验 FRESCO 研究中使用 F 药的患者，另一部分来源于 6 家医院的电子病历系统的真实世界数据的使用其他 TKI 药物的患者。我们将真实世界中使用其他 TKI 的患者根据基线特征与 FRESCO 研究中使用 F 药的患者进行一一匹配，使两组患者具有了较好的可比性。结果显示，F 药组的 mPFS 显著长于其他 TKI 组

[3.71 个月 *vs.* 2.49 个月，*HR*=0.67，95%*CI*：0.48 ~ 0.94，*P*=0.019]。亚组分析中，F 药组中位 PFS 的延长与总人群结果基本一致；多发转移亚组（*HR*=0.68）、肿瘤原发部位在直肠（*HR*=0.52）或左半结肠的亚组（*HR*=0.62）、既往化疗线数较少的亚组（*HR*=0.58）、肺转移亚组（*HR*=0.65）的 mPFS 均在 F 药组观察到差异具有统计学意义。总体来讲，FRESCO-Hybrid 研究为在中国转移性结直肠癌的后线治疗中，F 药相较其他 TKI 的 PFS 有更多的获益提供了有力证据。F 药具有一定的亚组人群优势，这也为肠癌临床实践提供了重要参考价值。该研究已在 2021 年 CSCO 大会上以口头汇报的形式发表，获得了相关领域专家的一致认可。

该研究的案例表明，倾向性评分匹配的方法使不同数据来源的患者具有更好的可比性，研究结果可信度高；创新性的真实世界研究方法，可以更好地利用有限的真实世界数据，也可以对临床试验的数据进行更充分的再利用，以此发挥数据的价值，为肿瘤药品上市后的证据空白的填补，以及临床实践的指导提供重要的证据支持。

2. 银屑病患者偏好研究：通过离散选择试验定量精准确定国内银屑病患者治疗未满足的需求

产品 I 药是一种针对中重度斑块状银屑病的生物制剂，于 2019 年于国内获批上市。相比国内其他主流的生物制剂，国内外临床试验和相关真实世界研究显示，I 药在起效速度、皮损完全清除及长期疗效方面有明显优势，而且国外银屑病调研显示，以上 3 点均属于当前国外银屑病患者的主要的治疗未满足需求。然而，由于目前国内缺少较为科学的关于患者未满足需求的定量研究和调查，加之国内银屑病治疗理念和目标相比国外起步较晚，因此在上市初期并没有完全意识到 I 药对国内患者的价值。

针对此情况，银屑病患者偏好研究旨在定量评估起效速度，皮损完全清除和长期疗效对于国内患者的潜在价值，通过设计离散选择试验（discrete choice experiment，DCE），将反映起效速度、皮损完全清除

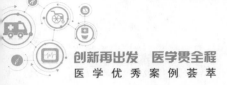

和长期疗效的典型临床指标，以及月均治疗费用纳入 DCE 调查问卷作为主要调查维度，并根据包括 I 药在内的国内主要生物制剂临床试验结果，对各个维度分别划分等级。该研究总共在全国随机调查 436 名患者，并通过条件 logistic 回归分析患者对几个维度的偏好权重，以及患者对更高疗效的支付意愿。研究显示，在起效速度、皮损完全清除和长期疗效方面，中国患者对皮损完全清除的偏好权重最高，而且对以上 3 个维度，患者均显示出一定的支付意愿，如患者 3 个月银屑病皮损面积及严重程度指数（psoriasis area and severity index，PASI）达到 100，则说明该指数达到 100% 缓解的可能性，从 10% 提升到 20%，30% 和 40% 的支付意愿为 15 元 / 月、79 元 / 月和 1867 元 / 月，而用药 5 年维持 PASI 100 的比例，从 20% 提升到 30%，40% 和 50% 的支付意愿分别为 666 元 / 月，713 元 / 月和 1379 元 / 月。该研究的主要结果已经在 2021 年的第二十七次全国皮肤性病学术年会上做出报告，并且正在进行相关学术论文的撰写和投稿工作。

　　该研究案例表明，通过严谨的研究设计和统计分析，可以通过定量的方式更科学地反映患者的治疗需求，结合产品相关的临床试验结果和真实世界证据，可以将产品的价值最大化，而且研究中涉及的支付意愿分析，也可以用于构成药品 I 的医保谈判资料，从另一个角度体现产品的经济性特征。

　　3.GLP-1 RA 心血管结局临床试验在中国 2 型糖尿病患者中的外推性研究：借助中国真实世界数据探索国际多中心临床试验外推性，助力医学价值传递

　　产品 D 药是一种针对成人 2 型糖尿病（type 2 diabetes mellitus，T2DM）血糖控制的胰高血糖素样肽 -1 受体激动剂，由一家跨国制药企业开发并商业化。2019 年在中国上市，2020 年纳入国家医保药品目录。临床指南推荐合并动脉粥样硬化性心血管疾病（atherosclerotic cardiovascular disease，ASCVD）的 2 型糖尿病患者使用有心血管获益证据的 GLP-1 RA。目前已开展的大型心血管结局试验（cardiovascular outcome trials，CVOTs）证实某些 GLP-1 RA 在降糖同时还有明确的心血管获益，然而这些研究纳入的中国或亚洲患者人群非常有限。鉴于种族差异性，GLP-1 RA 的 CVOT 证据能否外推至中国人群有待考究。

该外推性研究将 4 项 GLP-1 RA 心血管结局试验 [REWIND（D 药）、EXSCEL（A 药）、LEADER（L 药）和 SUSTAIN-6（S 药）] 和中国 T2DM 患者的代表性人群——3B（血糖、血压和血脂）人群进行匹配。首先评估符合各项心血管结局试验纳入和排除标准的 3B 人群比例，然后比较各项该试验和 3B 人群的 11 个基线特征，最后评估 3B 人群中匹配各项心血管结局试验基线特征的患者比例。研究显示，根据纳排标准 3B 人群中能够纳入 D 药研究的比例最高，D 药研究基线特征与 3B 人群特征最接近，匹配 ≥ 8 个或 ≥ 10 个基线特征的 3B 人群比例在 D 药研究中最高。在 4 项 GLP-1 RA 心血管结局试验中，每周 1 次使用 D 药的研究结果对中国 T2DM 患者更具普适性。该研究结果发表于国际期刊 *Diabetes Therapy*，为 GLP-1 RA 在 T2DM 的临床实践提供了重要证据。

该研究案例表明，运用有代表性的中国真实世界数据和科学严谨的研究方法，可为国际大型多中心临床试验在中国人群的外推性提供重要证据，填补产品上市后医学价值证据的空白，指导临床实践。

丰富的药物经济学研究为医保准入提供多方面的证据

2018 年国家医保局成立后，医保目录动态调整和国家药品价格谈判（以下简称"国谈"）的机制日趋完善。医保准入几乎是所有新产品获批上市后面临的第一道大关，下面将以治疗晚期乳腺癌的靶向药物 V 药为例，简要介绍如何开展丰富的药物经济学研究为医保准入提供多方面的证据。V 药是一种细胞周期蛋白依赖性激酶 4/6（cyclin dependent kinases

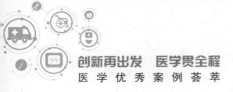
4 and 6，CDK4/6）的抑制剂，于 2020 年底在中国获批用于治疗女性晚期乳腺癌，与非甾体芳香化酶抑制剂（non steroidal aromatase inhibitors，NSAI）联合使用作为绝经后女性患者的初始内分泌治疗，与氟维司群联合使用用于既往曾接受内分泌治疗后出现疾病进展的患者。V 药并非在中国首个上市并且尝试医保准入的 CDK4/6 抑制剂，I 药比 V 药早获批 2 年多，是 V 药在全球范围内最有力的竞争产品，却在 2019 年和 2020 年的两次国谈中接连失利，这似乎让 V 药的医保准入工作在一开始就蒙上了一层阴影。

医保准入的核心还是在于产品的临床价值，因此早在 V 药尚未获批时，医学部 HEOR&RWS 团队就计划并开展了一项针对 V 药的临床价值综合评估项目，对 V 药相关的临床证据进行了系统的梳理。通过进行系统的文献检索，梳理和总结了晚期乳腺癌的疾病负担，治疗现状，未满足的临床需求，V 药自身及与其他竞品相比较的有效性、安全性、经济性证据。该项目纳入的研究类型包括随机对照临床研究、Meta 分析、网状荟萃分析、真实世界研究、成本效果分析（cost-effectiveness analysis，CEA）等，这不仅是对注册临床试验强有力的证据补充，而且充分挖掘了 V 药与其他更多竞品相比较的优劣势。

近 2 年的国谈，医保局明确要求企业提交相关产品的药物经济学模型和报告，因此 CEA 和预算影响分析（budget impact analysis，BIA）走进了越来越多的医药人视野。同样，在产品尚未获批时，HEOR 团队就启动了 CEA 和 BIA 的准备工作。由于项目启动之初参照药品并不明确且存在较大的不确定性，为了做好充分的准备，在经过医学部、准入部、市场部的充分讨论与沟通后，基于可行性与可能性确定了一系列的 CEA 参照药品，包括医保目录内及目录外（可能同年参与谈判的竞品）的药品。对于没有与 V 药头对头临床数据的参照药品，则可以通过另行开展 NMA 的方式获得间接比较的数据。由于 V 药的适应证涉及两种不同的联用方案且

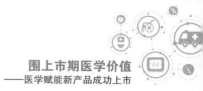

可用于晚期不同线的治疗，为更准确地预测 V 药进入医保后，未来 3 年对医保基金的影响，HEOR 团队设计了一个较为精细化的预算影响模型，并经过和医学准入及市场同事的反复讨论，在目标患者的定位、相关治疗方案的确认、市场份额的预估、药品费用的计算等方面不断完善。

除此之外，通过第一个临床价值综合评估项目，我们观察到，V 药与 I 药都有较好的临床疗效，但是安全性数据（不良反应的发生率）有所不同，最明显的是 V 药的腹泻发生率较高，而 I 药的血液学毒性较大，那么是否能从管理不良反应所产生的费用的角度进一步挖掘 V 药的经济学价值呢？由于不良反应管理的费用本身就在 CEA 和 BIA 模型的考量范围内，因此基于已有数据我们很快验证了最初的猜想：与 I 药相比，无论联用 NSAI 还是氟维司群，V 药确实在 3~4 级不良反应管理的费用上明显更低。这项研究结果不仅在 2021 年 9 月的第二十四届全国临床肿瘤学大会暨 2021 年 CSCO 学术年会上作为壁报进行展示，并且也被收录在企业为国谈准备的递交材料中。

当下，随着药物经济学研究在医保准入中的作用越来越重要，CEA 和 BIA 只是基本配置，发挥 HEOR&RWS 在药物经济学评价中的引领作用，基于产品特点和证据需求设计和开展一系列药物经济学研究和真实世界研究，以及进行积极高效的跨部门合作与内外部沟通，才更能为医保准入提供高时效性和高质量的证据支持。

案例解读与展望

上述几个案例充分显示：①利用创新性的真实世界研究方法，可以更好地利用有限的真实世界数据，也可以对临床试验的数据进行更充分的再利用，发挥数据价值，为药品上市后的证据空白填补及临床实践的指导提

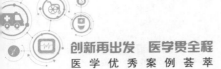
供重要支持。②支付意愿分析通过患者视角，体现了产品的经济性特征，经过严谨的研究设计和统计分析，定量地反映患者的治疗需求，结合产品相关的临床试验结果和真实世界证据，将产品的价值最大化。③运用有代表性的中国真实世界数据和科学严谨的研究方法，可为国际大型多中心临床试验在中国人群的外推性提供重要证据，填补产品上市后医学价值证据的空白，指导临床实践。④基于产品特点和证据需求设计和开展一系列药物经济学研究和真实世界研究，以及进行积极高效的跨部门合作与内外部沟通，才能为医保准入提供更加高时效性和高质量的证据支持。

➡ 经典启示

　　真实世界研究和健康结果研究，作为医学证据的重要组成部分，将为新药上市的医学准备，以及上市后医学证据产生和价值传递提供强有力支持。而成功的新产品上市前准备及医保准入是跨部门合作的成果。早期的计划和沟通，包括从药品研发策略的参与沟通到药品的上市后证据产生和医保准入价值传递，以及全盘整合的规划和策略共识，是确保高质量的 RWS 和 HEOR 证据能够高效快速的产生且价值最大化的重要考量。

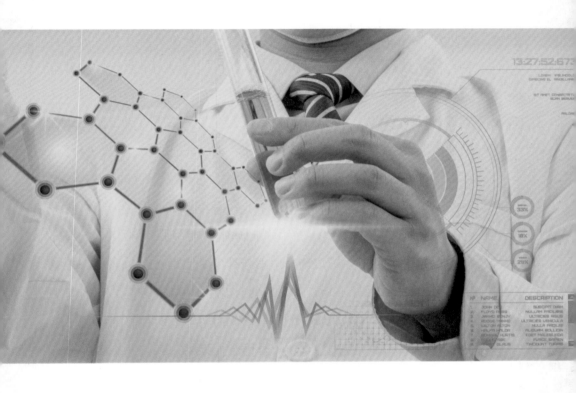

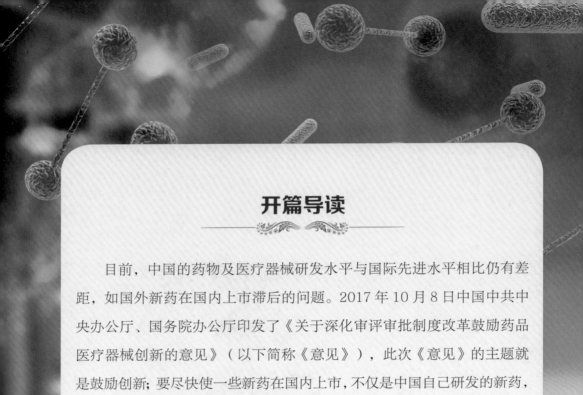

开篇导读

目前，中国的药物及医疗器械研发水平与国际先进水平相比仍有差距，如国外新药在国内上市滞后的问题。2017 年 10 月 8 日中国中共中央办公厅、国务院办公厅印发了《关于深化审评审批制度改革鼓励药品医疗器械创新的意见》（以下简称《意见》），此次《意见》的主题就是鼓励创新；要尽快使一些新药在国内上市，不仅是中国自己研发的新药，而且包括国外的新药。由此，中国迎来了药物创新研发最好的时代。

中国人口基数大，药品需求不断增长，且市场机遇大于风险，对于跨国药企而言非常具备吸引力。在中国鼓励新药研发创新的政策导向下，跨国药企也越来越重视中国市场，申报新药的数量增长趋势明显，希望新药上市可与国际市场同步。目前人类癌症发病率不断升高，用药需求不断扩大，抗肿瘤药物也成为各大药企研发布局的主要方向。自 2017 年起，中国在肿瘤领域的临床研究呈"井喷式"增长，跨国药企的大多数临床研究也与全球同步，涉及多个瘤种；旨在加速新药在中国的上市，造福中国肿瘤患者。在这样的大环境改变下，MSL 是如何在职责范围内助力药物研发，从而体现自身价值的呢？

29

MSL 助力药物研发
——拥抱变革，优化合作模式

汪通　段建辉　鲜爽

MSL：拥抱变革、提升"内力"以迎接新的职能和挑战

MSL 作为区域医学事务大使，与区域专家沟通交流以了解外部研究 / 临床需求，回应专家主动提供的问询，并促进双向科学对话。MSL 是医学部在区域里的"触角"，可通过感知外部医学 / 科学环境及专家洞见，确定研究合作机会、支持医学计划并分享独特的见解，更好地为公司研究和商业化战略方向提供信息；通过促进企业和专家之间的科学对话，有机会通过提供解决重要临床 / 科学问题所需的信息来改善患者的治疗效果。既往 MSL 的工作职能更多体现在上市后的产品及疾病领域。在中国新药研发大环境的改变下，企业的临床研究接踵而来，而在临床研究开展的过程中会遇到各种挑战，例如，研究方案不符合中国临床实践、入组缓慢、研究点 /PI 选择偏差、竞争项目多等。在这样的变革和挑战下，秉承以患者为中心的理念，MSL 不断拥抱变革，提升自己的专业水平及沟通能力，致力于搭建起专家与临床研究医生、临床项目运营团队之间的桥梁，以达到临床研究顺利完成的目的，最终可将新药更早、更精准地惠及患者。

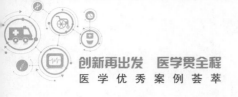

跨部门合作：专注目标，不断优化合作模式

　　面对中国新药研发大环境利好的改变，企业需要预见未来，提前布局，顺势而为，借此"东风"远航。俗话说："一个人可以走得很快，但一群人可以走得更远。"可见合作才可共赢，以达到长远目标。临床研究接踵而至，机遇和挑战并存，要使临床研究科学客观且顺利完成需要不同部门的通力合作，并且不断优化合作模式以高效达成目标。MSL 团队与跨部门合作对临床研究的支持体现在临床研究的整个周期，包括研究启动前、研究入组中、研究结束后，具体包括搜集反馈专家对临床研究方案和新药的洞见、推荐研究点和主要研究者（principal investigator，PI）或对此提出建议、参加研究启动会介绍新产品、回复 PI、执行研究者（sub-investigator，Sub-I）相关问询及科学支持等（图 29-1）。笔者将通过几个案例来展示 MSL 是如何与跨部门同事合作助力药物研发的。

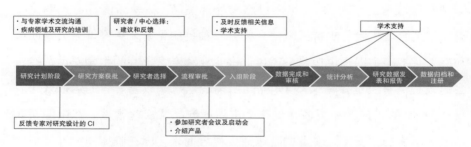

图 29-1　MSL 团队与跨部门合作对临床研究的支持

案例解读与展望

1. MSL 学术支持 + 高效信息反馈，助力临床研究入组

随着中国药物创新研发新政的颁布，中国医药市场发生了巨大的变化，临床实践的局面也发生了改变。大量临床研究的涌现导致同领域研究的竞争入组，从而出现研究入组困难、研究时间跟不上全球研发速度等情况，我们也面临过类似的困境。公司一项抗血管单克隆抗体在中国肝癌领域的研发与全球研发擦肩而过，为了实现药物在中国的注册上市，公司决定在中国人群中开展扩展队列研究，但由于研究开始时中国肝癌的治疗格局已发生了改变，且存在许多同期竞争性研究，研究入组遇到了许多的阻碍，远未达到计划速度。虽然这一困境有其客观原因，但我们仍然在积极探索出路，MSL 作为区域里医学事务大使如何去发挥自身的作用呢？根据了解，很多 PI/Sub-I 不重视此项研究，并且对这一新药治疗肝癌的数据不了解，临床研究运营团队可能无法及时准确地回复专家的疑问，因此 MSL 与临床研究医生、临床项目运营团队进行了紧密合作，并选取一位 MSL 担任组长，以高效地跨部门沟通。首先，我们保证 PI/Sub-I 在对产品数据和相关疾病领域有学术需求时，能得到及时且准确的答复；我们在内部进行了疾病及产品/研究的知识培训以提高专业水平，参加启动会，与 PI 建立联系，并高质量地拜访 PI/Sub-I。其次，我们保证 PI/Sub-I 对研究有疑问或洞见时，能及时将信息反馈给临床研究医生和临床项目运营团队；我们与区域里临床监查员/临床协调员保持联系，组长定期将相关信息反馈给临床研究医生和临床项目运营团队，每个月将汇总报告分享给跨部门同事。最终，在跨部门同事通力合作下研究完成入组。

2. MSL 探知新领域，纠正选点策略偏差

新药的研发通常意味着我们需要踏足新的领域，接触新的专家。某治疗领域是公司既往未接触的新领域，我们对于中国的该领域的专家也不熟

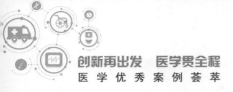
悉。公司针对该领域的靶向治疗药物的Ⅱ期注册临床研究，符合入组条件的患者比较罕见，预期入组会比较缓慢，如果没有进行正确的选点，可能会导致这项研究入组更困难。总部之前选择的目标PI主要参考了CSCO甲状腺癌专家委员会专家委员会的名单，然而MSL在拜访中得知：专家委员会成员所在科室的此类患者很少，研究的目标患者集中在其他科室。这个关键CI，让公司意识到了之前的选点策略存在偏差，收到这些信息后，跨部门的同事及时调整策略，经过大家的共同努力，最终研究步入了正轨，入组速度大幅加快。

2. MSL搜集反馈专家洞见，中国注册研究设计因地制宜

除了加入全球注册临床研究实现同步研发之外，跨国企业在中国的药物研发也会开展区域注册临床研究，这时会出现将总部的研究方案直接应用的情况，但中国人群及治疗实践与国外可能存在不同，一味沿用方案不能为中国患者找到最合适的研究药物。公司一项治疗晚期乳腺癌的Ⅲ期注册临床研究最初的研究设计沿用了已获得成功的全球研究的研究方案。在研究启动之初，有几家中心PI对研究方案提出了质疑，同时入组缓慢，随之而来的可能是研究结果的延迟和偏差。在不确定这是少数专家的观点还是普遍的专家观点的情况下，通过MSL与区域专家的沟通交流和总结反馈，公司认识到研究设计与中国临床实践的确存在偏差，经过各方面的考量，研究方案根据中国临床实践进行了修改。最终，研究获得了非常完美的结局，顺利入组结束并取得阳性结果，目前这款药物已在中国上市！

➲ 经典启示

在整个合作过程中，基于既往临床研究出现的问题，我们也不断地寻求与跨部门同事更好的合作模式：更早期地参与到临床研究中，包括研究方案的设计、研究的选点等；参与更多的研究相关的跨部门讨论；常规（每个月）跨部

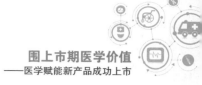

门信息的分享，包括研究进展情况、区域专家反馈等；尝试与更多的跨部门合作等。MSL 通过区域医学事务大使的身份，搭建起了区域 PI/Sub-I 与跨部门同事之间的桥梁，为临床研究顺利进行贡献了一份力量，增加了我们与区域专家的学术交流，同时也在助力药物研究的征途中，提升了自身的专业能力，升华了自身的价值！

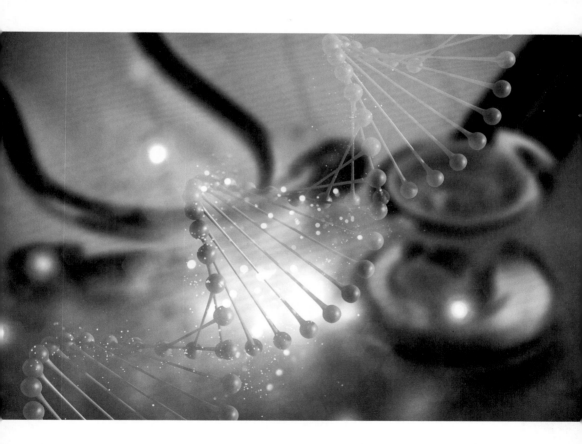

开篇导读

随着医药法规的不断推进，医疗环境的规范化，新产品成功上市变得越来越重要，并成了药械企业持续发展的生命线。本文以某一产品全球上市为例，基于方针管理（Hoshin Kanri）的方法来制订新产品上市体系或攻略（launch playbook），以期为制订一部可操作、可模仿、可践行的新产品上市攻略（尤其医学事务上市攻略）提供参考，从而节约不必要的时间或资源，并降低策略方向失误的可能性，提高新产品上市的成功率。

30

新产品成功上市攻略：基于 Hoshin Kanri 的方法

白静　边璇　张雪　徐美林

新产品成功上市是药械企业的生命线

为鼓励医药行业的健康发展，从 2015 年国家多项法律法规及产业政策密集出台给整个医药行业带来了深刻的影响，明确了医药企业对药品全生命周期的主体责任和义务，企业创新研发投入显著增加。然而新产品创新投入大、周期长，以及药械技术的复杂性、政策的多变性、市场需求的不确定性导致药械新产品研发活动具有较高风险。尤其在国家集中采购、医保谈判双轮政策驱动下，成熟产品已进入微利时代，新产品生命周期缩短，因此新产品持续成功上市已成为了药械企业发展的生命线。目前，有许多因素影响了新产品的成功上市，包括不可变的因素，如社会环境、政策法规、产品本身的特征等，以及可变的因素，如企业新产品上市的体系（流程、制度等）、产品的生命周期管理等，在不增加资源情况下基于可变的因素改善，来提高新产品上市的成功率变得尤为重要。

现实中，许多企业缺乏新产品上市管理体系，新产品上市仅有赖于企业中某些人的经验和对现有的市场知识或某些产品的独特性，而没有一个从全局考量出发制订的标准化新产品上市流程，关键的步骤可能存在

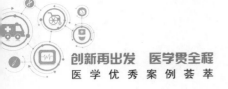

遗漏，进而造成了项目进展的延后，或仅能促使某一产品短时的成功。其次，新产品涉及的部门众多，跨部门之间的合作缺乏信息同步、透明公开，特别是在一些跨国企业中，包括许多正在出海的中国企业，总部与区域之间的上市策略由不同的部门、人员牵头，缺乏定期的沟通，难以形成统一完整的全球化上市策略，或是仅能在某些区域成功。以上所述因素也必然会造成资源、预算的浪费，最终很难达到上市的预期目标。因此，一部可操作、可模仿、可践行的新产品上市体系是药械企业新产品上市持续成功的关键。

Hoshin Kanri 法：持续改善的支柱

Hoshin Kanri 是一种针对企业整体管理的方法，Hoshin Kanri 乃日文发音之方针管理，是一个源于日本的企业长期循环计划和管理概念。Hoshin 在日语中本义是闪亮的金属指针，引申为方针、政策、计划、目的等。Kanri 则是管理和控制的意思。Hoshin 和 Kanri 组合在一起，在日语中有调校罗盘、核准指针的寓意。Hoshin Kanri 源自 20 世纪 60 年代日本企业的质量管理研究和实践，积极参与其中的企业有普利司通轮胎公司、丰田汽车公司、日本电装公司、小松公司及松下电器公司。Hoshin Kanri 思想深受戴明的计划－执行－检查－处理循环、彼得·德鲁克的目标管理、约瑟夫·朱兰的管理研究，以及通用汽车公司所提出的新分割概念等理念的影响。到了 20 世纪 70 年代中期，Hoshin Kanri 一词已经被日本社会广泛接受。20 世纪 70 年代晚期，Hoshin Kanri 上升到理论水平，第一本介绍 Hoshin Kanri 的图书问世。1988 年，日本标准化协会出版了一系列关于 Hoshin Kanri 实践的书籍。也是在 20 世纪 80 年代，Hoshin Kanri 理念漂洋越海，传入美国。惠普公司、宝洁公司、佛罗里达电力照明公司、英特尔公司，以及施乐公司等相继推出自己版本的 Hoshin Kanri。

约翰·比切诺和马蒂亚斯·霍尔韦格在《精益工具箱（原书第 4 版）》

一书中指出方针管理的本质即达成共识和分享决策。Hoshin Kanri 通常包括以下步骤（图 30-1）：①确定组织愿景。②制订 3～5 年的战略计划。③制订年度目标。④部署到各部门并制订计划，明确目标和手段。⑤履行计划。⑥定期检查。⑦年度审核。

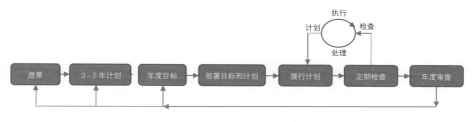

图 30-1　Hoshin Kanri 七步曲

在 Hoshin Kanri 的过程中，一个重要的方面就是"接球"（catch ball）。在策略制订与战略部署的人员之间进行不断交流，保证双方对于战略和目标有充分的了解，确保战略与战术之间保持高度一致。同样的"接球"原则适用于策略执行者与策略制订者之间的交流。这样活动再次与战略紧密相连。因此在全流程管理中形成了一个闭环系统，从而可以控制和调整整个过程。最终保证了所预设的衡量指标与战略目标高度统一。Hoshin Kanri 理论上有以下优势：可使企业的注意力集中于少数重大目标，沟通共享组织战略愿景，组织上下广泛参与，产生协同合作、朝向突破性组织目标努力的工作氛围。鼓励和促进各业务功能区之间的合作。执行过程受到严格监督，因此反馈迅速，修正及时。战略计划具有系统性：因有统一标准，各计划在内容格式上具有高度的一致性。计划过程可以不断改进和提高。对于前一个计划展开过程中出现的问题，给予高度重视和深入分析，这一点极有助于组织学习。

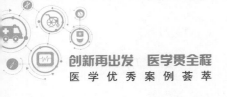
药械新产品上市攻略：基于 Hoshin Kanri 方法

本文以某一产品全球上市为例，基于 Hoshin Kanri 的方法来制订新产品上市体系或攻略（launch playbook），以期制订一部可操作、可模仿、可践行的新产品上市攻略（尤其医学事务上市攻略）提供参考。药械新产品上市是一个复杂的过程，常为公司的重大目标或策略，涉及多个团队的工作，需要上下广泛参与、协同合作，在执行过程中需要严格监督及时反馈，因此适合用 Hoshin Kanri 的方法来管理。

作为起始，管理层会讨论制订公司 Hoshin Kanri 的 X 矩阵（图30-2），通常公司会针对新产品制订 3 年的目标、本年的目标、关键改善的优先事项及改善的目标，并明确各改善事项的主要负责人和次要负责人。如一个新产品上市第 3 年销售收入预计达到 5 亿美元，目标宏大而且非常有挑战性，但如何达到此目标的路径仍不清晰，且公司目前也并无新产品加速上市的流程，因此在全球产品负责人的协调下，囊括了注册事务、销售、财务、市场、培训、医学事务、供应、客户服务、质量、法规、准入等部门，开展了经营方法改善讨论会，以制订出新产品加速上市的流程（launch playbook），促进新产品上市持续的成功。在此讨论会中，通过价值流程图的方法，详细的定义出各部门在新产品上市过程中的角色、关键的活动、关键的绩效指标、时间线等。

如 MA 部门，在此新产品上市过程中利用价值流程图的方法梳理出产品上市的关键事项和流程，包括发布上市前计划和医学计划、上市前专家顾问会、医学价值主张的创立、上市后向外部客户 KOL 传递产品批准的沟通信息、培训销售等十多项框架（图30-3）。每个事项均会梳理出所需的时长、开始时间、与跨团队的依赖关系、接受者及需采取的行动，如发布上市前计划和医学计划，需要梳理其他区域的上市策略中的经验教训、评估使用该产品的临床趋势等，每个评估均有相应方法、

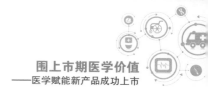

流程或模板，其清晰地展示了新产品上市 MA 攻略，非常容易复制（表 30-1 至表 30-3）。

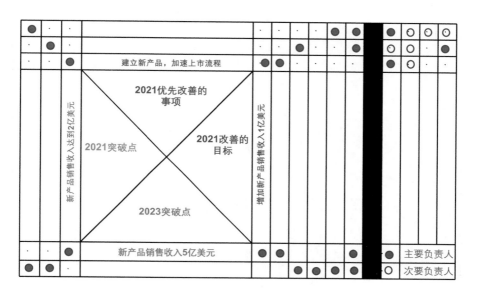

图 30-2　Hoshin Kanri 的 X 矩阵

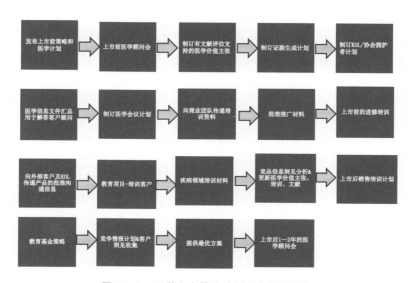

图 30-3　医学上市策略计划书主框架示意

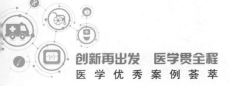

表30-1 医学上市策略计划书主要事项一

发布上市前策略和医学计划	上市前医学顾问会	制订有文献评估支持的医学价值主张	制订证据生成计划	制订协会拥护者计划	教育规划–客户培训
为期：180天	为期：105天	为期：90天	为期：60天	为期：90天	为期：360天
开始时间：上市至24个月	开始时间：上市至18个月	开始时间：上市至18个月	开始时间：上市至16个月	开始时间：上市至14个月	开始时间：上市至12个月
依赖关系：注册：准备注册材料汇编/数据；营销计划：发布上市前动态及了解营销机会）	依赖关系：接收者：市场（制订/调整价值主张，包括客户洞察）	依赖关系：研发部门；注册部门；产品组	依赖关系：临床开发；卫生经济学研究；市场；注册部门；产品组及负责人	依赖关系：接受者：产品组	依赖关系：市场：制订拥护者计划教育、客户者）；执行会议、宣传和教育计划
接收者：市场（制订本国的市场动态及了解营销机会）	接收者：市场（制订/调整价值主张，包括客户洞察）	接受者：市场（制订/调整价值主张，包括客户洞察）	接受者：市场；产品组	市场：制订宣传计划用于客户教育	接收者：销售（建立示范中心/客户来影响新客户）
需要采取的行动：宣传计划进行客户价值观念教育；创建/调整价值主张，包括客户洞察）；医学分析；基于分析的风险降低策略；证据、指南、教育差距分析；定义短期、长期策略；评估使用X产品的临床趋势；其他地区域上市策略中的经验教训	需要采取的行动：定义目标和目的；定义KOL咨询专家的工作范畴；KOL库的建立和互动管理）；产品介绍（起草医学价值主张）；组织共组、预算及合同；识别知识/证据差距；根据知识/证据差距准备专家顾问会材料；总结报告和医学批准	需要采取的行动：证据研发部门的建议（文献识别；期刊/文献综述；图像、案例建立；证据库建立；总结报告（医学价值主张模板）；价值主张与业务战略保持一致）	需要采取的行动：临床证据胜出计划；通循医学证据路线图；定义未满足的临床需求；医学差距和机遇；额外数据需求；定义数据目标，包括最终客户（HCP，新适应证的监管机构、指南制定委员会）；定义研究者发起的研究（IST）/研究委员会；资源配置策略；KOL/研究人员库的建立和互动管理；制订发表计划	需要采取的行动：KOL库的建立和互动管理；协会/会议识别和参会机会；评估指南差距；制订价值主张；竞争情报收集	需要采取的行动：制订价值主张；确定需要教育的客户（技师、医生、护士等）；医学资料制作；审批

表30-2　医学上市策略计划书主要事项二

制订医学会议计划	疾病领域资料批准	制订商业团队的培训资料并培训	批准推广材料	上市前的更新培训	汇总医学信息文件并解答客户疑问	向外部客户及KOL传递产品批准的沟通信息
◆ 为期：30天	◆ 为期：90天	◆ 为期：90天	◆ 为期：90天	◆ 为期：30天	◆ 为期：90天	◆ 为期：14天
◆ 开始时间：上市前至12个月	◆ 开始时间：上市前6个月	◆ 开始时间：上市前5个月	◆ 开始时间：上市前7个月	◆ 开始时间：上市前1个月	◆ 开始时间：上市	◆ 开始时间：上市时间
◆ 依赖关系	◆ 依赖关系	◆ 依赖关系	◆ 依赖关系：市场	◆ 依赖关系：市场（保持势头、关键经验-完善和改进销售团队，保持上市的热度）、定义关键教训，阻碍，定义解决方案	◆ 依赖关系	◆ 依赖关系
◆ 接收者：市场（制订会议计划）	◆ 接收者：市场[开展获准的上市培训（疾病应用）]	◆ 接收者：市场（开展上市培训（产品、临床、关键利益点、异议处理）	◆ 接收者：市场（传递获准的推广材料）	◆ 接收者：销售	◆ 接收者：商业（使用工具包与客户沟通和规划）	◆ 接收者：外部客户
◆ 需要采取的行动： ➤ 协会/会议识别和互动管理 ➤ 定义会议机会 ➤ 跨部门的目标和活动计划 ➤ 资源配置策略 ➤ 竞品情报收集	◆ 需要采取的行动： ➤ KOL库的建立和互动管理 ➤ 定义所需教育 ➤ 制订培训资料 ➤ 培训资料审批	◆ 需要采取的行动： 销售：建立和举办销售团队培训（竞争性销售） ➤ 构建医学价值主张 ➤ 确定培训需求 ➤ 教育材料开发 ➤ 审批 ➤ 执行和更新培训	◆ 需要采取的行动： ➤ 从市场部接受宣传材料 ➤ 审核材料，文献内容 ➤ 审批	◆ 需要采取的行动： ➤ 确定培训需求 ➤ 教育材料开发 ➤ APR批准 ➤ 执行和提高培训	◆ 需要采取的行动： ➤ 文献数据库 ➤ FAQ（常见问题解答） ➤ 标准回复信函 ➤ SOP培训	◆ 需要采取的行动： ➤ KOL库的建立和识别 ➤ KOL联系方式 ➤ 上市沟通材料构建 ➤ 医学批准

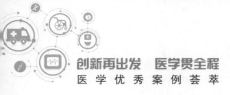
表 30-3 医学上市策略计划书主要事项三

教育基金策略	竞争情报计划 & 客户洞见收集	竞品信息洞见分析 & 更新医学价值主张、培训、文献	上市后销售培训计划	提供最优方案	上市后 1 ~ 2 年的医学顾问会
◆ 为期: 30 天	◆ 为期: 60 天	◆ 为期: 180 天	◆ 为期: 30 天	◆ 为期: 180 天	◆ 为期: 90 天
◆ 开始时间: 上市至 1 个月	◆ 开始时间: 上市至 1 个月	◆ 开始时间: 上市至 1 个月	◆ 开始时间: 上市至 5 个月	◆ 开始时间: 上市至 1 个月	◆ 开始时间: 上市至 9 个月
◆ 依赖关系:	◆ 依赖关系:	◆ 依赖关系: 市场	◆ 依赖关系: 销售 (保持经验 - 关键经验 - 完善和改进销售团队, 保持上市的热度, 关键教训, 阻碍, 定义解决方案)	◆ 依赖关系: MA (医学洞见, 文献)	◆ 依赖关系: 市场
◆ 接收者: MA 教育基金委员会	◆ 接收者: 定义上市后培训需求	◆ 接收者:	◆ 接收者:	◆ 接收者: 销售 (保持上市的热度; 定义关键教训, 阻碍, 定义解决方案)	➤ MA (医学洞见)
◆ 需要采取的行动:	➤ 销售: 提供工具包	➤ 市场 (每 6 个月监控一次竞争对手的活动 / 市场格局, 相应地更新价值主张和培训)	◆ 需要采取的行动:	◆ 需要采取的行动:	➤ 市场 (每 6 个月监控一次竞争对手的活动 / 市场格局, 并相应地更新新价值主张和培训)
➤ 根据业务战略和医学价值主张评估教育需求	➤ 沟通 / 与客户互动	➤ 销售	➤ 构建价值主张	➤ 洞见收集和评估	◆ 需要采取的行动:
➤ 与内部负责人确定教育策略	◆ 需要采取的行动:	◆ 需要采取的行动:	➤ 确定所需培训	➤ 得到应用团队的支持	➤ 定义目标和目的
➤ 与内部教育基金委员会沟通	➤ 文献回顾	➤ 文献回顾	➤ 培训材料	➤ KOL 互动	➤ 定义 KOL 顾问的工作范畴
➤ 内容构建	➤ 参加会议	➤ 参加会议	➤ 审批	➤ 确定示范中心	➤ KOL 库的建立和动态管理
➤ 审批	➤ KOL 互动	➤ KOL 互动	➤ 执行和更新培训	➤ 内容构建	➤ 定义知识 / 证据的差距
	➤ 跨部门合作	➤ 跨部门合作		➤ 审批	➤ 根据知识 / 证据差距, 准备专家顾问会材料
	➤ 保证客户的洞见与内部共享便于上市计划的更新或产品生命周期的管理计划	➤ 内容构建			➤ 材料的医学批准
	➤ 内容构建	➤ 审批			➤ 总结报告和后续工作
	➤ 审批				

由于这些主要事项有详细的分类，如目标事项、里程碑事项、符合计划、不符合计划（低风险、脑卒中险、高风险等）、开始时间、为期时长，以及具体负责人等，各部门在完成上市策略计划后，我们很容易利用SmartSheet 等项目管理工具，可视化跟踪所有部门的事项，通过定期（每周、每月）审核快速发现项目是否滞后、问题所在，以及相应的负责人，及时反馈，从而促使各区域各部门协同作战，大大提高上市效率，最后达成初始 Hoshin Kanri 的 X 矩阵目标。

案例解读与展望

新产品成功上市是药械企业持续成功的生命线。但是新产品上市是一个复杂的过程，多种原因导致新产品上市成功率低。基于 Hoshin Kanri 的方法来制订新产品上市体系或攻略（launch playbook），为新产品成功上市提供了新的思路。本文以某一个产品的全球上市为例，流程化展示了 MA 在新产品上市中的攻略。经过标准化的战略计划书，清晰展示了 MA 在新产品成功上市过程中的价值，新产品项目组可以基于战略计划书，快速上手、节省培训、学习的时间，并促进协作，从而节约不必要的时间或资源，并降低策略方向失误的可能性，提高新产品上市的成功率。这无疑为如今蓬勃发展的创新药械企业上市新产品提供参考。此案例也有一些不足之处，目前仅在本公司某一个领域的某个产品案例上研究，样本量有限。下一步需要在更多的产品和领域中进行应用、总结和改善，从而提高此方法的普适性，为药械企业新产品成功上市提供可复制和可践行的策略框架参考。

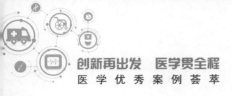

➡ 经典启示

（1）Hoshin Kanri 是制订新产品成功上市战略计划书的可行方法，可促进多方协作，提高成功上市效率。

（2）流程化 MA 新产品上市攻略，清晰展示了 MA 在新产品成功上市过程中的价值，提高了 MA 的效能。

参考文献

[1] The importance of having a business playbook.（2018-05-29）[2022-01-25]. http://sterlingwoods.com/blog/business-playbook.

[2] 什么是方针管理，方针管理的起源和方针管理.（2017-09-17）[2022-01-25]. http://bbs.pinggu.org/thread-5977281-1-1-1.html.

[3] 约翰·比切诺. 精益工具箱. 4 版. 北京：机械工业出版社，2019：464.